やさしくわかる
カテーテル
アブレーション

池田隆徳 編
藤野紀之

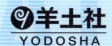
羊土社
YODOSHA

謹告

　本書に記載されている診断法・治療法に関しては，発行時点における最新の情報に基づき，正確を期するよう，著者ならびに出版社はそれぞれ最善の努力を払っております．しかし，医学，医療の進歩により，記載された内容が正確かつ完全ではなくなる場合もございます．

　したがって，実際の診断法・治療法で，熟知していない，あるいは汎用されていない新薬をはじめとする医薬品の使用，検査の実施および判読にあたっては，まず医薬品添付文書や機器および試薬の説明書で確認され，また診療技術に関しては十分考慮されたうえで，常に細心の注意を払われるようお願いいたします．

　本書記載の診断法・治療法・医薬品・検査法・疾患への適応などが，その後の医学研究ならびに医療の進歩により本書発行後に変更された場合，その診断法・治療法・医薬品・検査法・疾患への適応などによる不測の事故に対して，著者ならびに出版社はその責を負いかねますのでご了承ください．

はじめに

　若い医療従事者に「循環器系の治療を挙げてください」と問いかけると，真っ先に挙がるのはやはり"冠動脈インターベンション"である．では，その次はというと，ほとんどの若い方は"カテーテルアブレーション（アブレーション）"と答える．薬物治療よりも優先順位が高いことに驚く．循環器というと観血的治療というイメージがあるのかもしれない．小生はカテアブ治療に創世記から関与してきたこともあって，なんだか嬉しい気持ちになってしまう．

　思い起こせば，アブレーションが日本に本格的に導入されたのは1990年代に入ってからであり，歴史としてはまだ浅い．また，焼灼の熱源として，長らく高周波電流がアブレーションの主流であったが，近年になって冷凍凝固（クライオ）やレーザーなども登場してきて，この領域はめまぐるしい勢いで進化している．対象となる不整脈も，発作性上室頻拍から心房粗動，そして心房細動へと拡大し，時として心室頻拍にも応用されるようになった．このようにアブレーションが進歩したのには，理由がいくつかある．まずは通電用の電極カテーテルが自由自在に操作できるように改良されたことである．次は何といっても，高性能のマッピング装置が登場してきたことが大きい．電位図としてしか捉えることができなかった不整脈を，

地図を見るように目で見て，かつ動画で理解できるようになったのである．その一方で，初心者においてはアブレーションを理解することが難しくなってきているようにも思われる．

　そこで，このような難点を払拭すべく，初心者の目線でみたわかりやすいアブレーションの入門書を発行することにした．統一性を図るために執筆者は皆，東邦大学病院のスタッフとした．内容としては徹底的にわかり易さを追求した．そのうえで最新の技術的な進歩についても解説することにした．本書を活用することでアブレーションに対する苦手意識を克服し，この治療法のエキスパートになっていただけると確信している．

2019年2月

東邦大学 教授

池田隆徳

やさしくわかる カテーテルアブレーション

Contents

◆ はじめに .... 池田　隆徳　3

序章　これからアブレーションを始めるあなたへ　9
1) 初期研修医のあなたへ .... 秋津　克哉　10
2) 専攻医のあなたへ .... 木下　利雄　11
3) 看護師のあなたへ .... 舟橋　美保　12
4) 臨床工学技士のあなたへ .... 田中　雅博　13

第1章　EPS・アブレーションの基本　15
1) 不整脈とは？ .... 池田　隆徳　16
2) EPSってなに？ .... 小林建三郎　21
3) アブレーションってなに？ .... 木下　利雄　24
4) アブレーションの適応疾患とコスト ..... 湯澤ひとみ　29

第2章　これだけは押さえておこう！　心臓の位置関係　33

1）心臓内部～右房・心房中隔・ヒス束・右室 …………… 阿部　敦子　34
2）冠動脈と冠状静脈洞（CS）の走行 …………………… 阿部　敦子　39
3）右室流出路・左室流出路の前後関係 ………………… 湯澤ひとみ　44
4）左房と食道の位置関係 ……………………………… 湯澤ひとみ　48

第3章　苦手克服！　心内心電図はじめの一歩　51

A．心内心電図
　1）心内心電図のみかた ………………………………… 藤野　紀之　52
　　▶MEの見るべきポイント ………………………………… 田中　雅博　60
　2）刺激法 ……………………………………………… 小池　秀樹　61
　　▶MEの見るべきポイント ………………………………… 田中　雅博　68
B．3Dマッピングシステム
　1）CARTO® ……………………………………………… 篠原　正哉　69
　　▶MEの見るべきポイント ………………………………… 峯川　幹夫　74
　2）EnSite™ ……………………………………………… 藤野　紀之　75
　　▶MEの見るべきポイント ………………………………… 峯川　幹夫　80

第4章　いざカテ室へ！　典型例から学ぶアブレーション　81

1）心房細動（AF） ……………………………………… 藤野　紀之　82
　▶Nsからのケアポイント・注意点 ……………………… 舟橋　美保　87
　▶MEの見るべきポイント ………………………………… 田中　雅博　93

- 2）心房粗動（AFL） ……………………………………… 小池　秀樹　94
  - ▶ ME の見るべきポイント ……………………………… 田中　雅博　104
  - ▶ Ns からのケアポイント・注意点 …………………… 清水亜矢子　104
- 3）WPW 症候群（AVRT） ………………………………… 木下　利雄　105
  - ▶ Ns からのケアポイント・注意点 …………………… 河野　幸子　113
  - ▶ ME の見るべきポイント ……………………………… 峯川　幹夫　114
- 4）房室結節リエントリー性頻拍（AVNRT） …………… 湯澤ひとみ　115
  - ▶ ME の見るべきポイント ……………………………… 峯川　幹夫　125
  - ▶ Ns からのケアポイント・注意点 …………………… 河野　幸子　125
- 5）心室期外収縮（VPC） ………………………………… 篠原　正哉　126
  - ▶ ME の見るべきポイント ……………………………… 峯川　幹夫　135
  - ▶ Ns からのケアポイント・注意点 …………………… 舟橋　美保　135

第5章　病棟ですべきことは？　アブレーション前後の管理　137

- 1）入院からアブレーション前まで ……………………… 小池　秀樹　138
  - ▶ Ns からのケアポイント・注意点 …………………… 伊藤　尚美　140
- 2）アブレーション終了直後から退院前 ………………… 篠原　正哉　141
  - ▶ Ns からのケアポイント・注意点 …………………… 伊藤　尚美　143
- 3）合併症とその対策 ……………………………………… 藤野　紀之　144
  - ▶ Ns からのケアポイント・注意点 …………………… 舟橋　美保　149
- 4）退院後のフォロー ……………………………………… 木下　利雄　150

◆ 付録 153

①心電図から学ぶ
1）Narrow QRS 頻拍の鑑別法 .... 湯澤ひとみ 154
2）Wide QRS 頻拍の鑑別法 .... 小池　秀樹 158
3）WPW 症候群のケント束部位の推定 .... 藤野　紀之 161
4）VPC 起源の推定 .... 篠原　正哉 165

②アブレーション中によく使う言葉 .... 八尾進太郎 169

◆ 索引 174

◆ 執筆者一覧 177

◆ おわりに .... 藤野　紀之 178

序章

これから
アブレーションを
始めるあなたへ

❖ 初期研修医のあなたへ ❖

　私がカテーテルアブレーションを知ったのは，研修医1年目に循環器内科を研修しているときでした．学生時代からすでに循環器内科への入局を考えていましたが，当時はインターベンションに進むつもりでいましたし，アブレーションに関しては全く勉強したこともありませんでした．私の研修施設ではそこまでアブレーションは盛んではなく，インターベンションの横で地味にモニター画面を見ながら何かをしている"電気屋さん"（循環器内科の中では親しみも込めてそう呼ばれていました），という印象しかありませんでした．

　これからローテーションする研修医の先生は何をやっているかわからない退屈でつまらない検査と思うでしょうし，アブレーションに興味をもちはじめた先生は心内心電図についていけるような動体視力なんて自分にはないと思っているかもしれません．誰でもはじめてのことに苦手意識はあるでしょうし，国家試験で12誘導心電図が苦手だった人はなおさらだと思います．事実私もそうでしたが，アブレーション治療に参加するうちに徐々にどこを見るべきか，どのような原理で不整脈が出ていてどんな治療をするかなどがわかってきます．ですので，不整脈に対しては，最初は誰もが間違いなく苦手意識をもつはずですので，それを踏まえてどんどん参加することが重要だと思います．

　不整脈診療は非常に専門性の高い分野で，私も未だなお新しく得る知識に尽きません．

　他科の先生はもちろん循環器内科の先生ですらわからないことも多いですし，治療ができる施設も残念ながら限られています．ただ，それに対する治療を行い，患者さんの利益に貢献できるのであれば，それは非常に有意義なものだと思います．また，今後はどんどんアブレーション治療が盛んになってくると予想されます．

　本書を通して，たくさんの方がアブレーションに興味をもち，不整脈医をめざす先生が増えてくれれば幸いです．

秋津克哉

専攻医のあなたへ

　初期研修が終わり，今後の医師としての自分の方向性を見出した頃かと思います．そして，初期研修で学んだことを今度は自分で実践し，さらには初期研修医に指導する立場にもなります．そのような時期になると，今まで漠然と捉えていただけで正確に理解できていないことが多くあることに気づかされるものです．不整脈のなかでも，とりわけ電気生理学，カテーテルアブレーション治療はとっ付きにくい側面があり，循環器専門医でも敬遠されやすい領域です．しかし，これらはきわめて理論立った領域であり，しっかり基礎を理解すれば，それを応用し知識を深めていくことは容易です．本書を利用し，これまで曖昧にしか理解していなかったことを整理し，ぜひ"取っ付きにくかった側面"を克服してください．電気生理学の深淵に触れ，実際の現場において，理論に裏付けられた診断や治療に対する反応を目の当たりにしたときには，きっと感動すら覚えることでしょう．カテーテルアブレーションに携わる者は皆，この感動に憑つかれた者達といっても過言ではありません．

　また，この時期に大変重要なことは，可能な限り多くの症例を経験し，多くの心内心電図を読み込むことです．不整脈の診断や合併症の対応などにおいても，さまざまなパターンをくり返し経験することが，いつの間にか大きな糧となり，十分な実力を養う鍵となります．そして，どの段階においても，実力を積み重ねていくには，やはり基礎的な知識が最も重要となります．本書は，基本的なことだけど，あまり本には書かれていないことを補足できるようにつくられています．本書が皆さんの修行の第一歩に役立つことを願い，また皆さんの成功と一層の発展を祈っております．

木下利雄

看護師のあなたへ

　心カテ室での勤務は楽しいでしょうか．CAG，PCI，アブレーション等々…．どの検査，治療につくのも不安で仕方がない…と感じている方は多いかもしれませんね．

　まして，アブレーションは，心内心電図や3Dマッピングシステム…と看護師にとっては理解するのにハードルの高いものばかり．おのずと緊張感も高まります．けれど，何か大切なことを忘れてはいないでしょうか．看護師がなぜ心カテ室にいて，アブレーションにつく必要があるのか．いうまでもなく，アブレーションを受ける患者への看護と治療に必要な介助を行うためです．ご存知の通り心カテ室は医師，臨床工学技士，放射線技師，看護師というチームで成り立っています．チームとしての目標は，患者の治療が安全かつ円滑に施行され，その結果として治療が成功することです．それぞれの職種が互いに協力し合い，コミュニケーションをとることで目標の達成をめざします．

　医師から「心臓を焼く（焼灼する）治療をします」というやや衝撃的な説明を受け，合併症の話も聞き，緊張の中，いよいよ心カテ室に入室してくる患者さん．そんな患者さんへの看護が，われわれの重要な役割です．治療施行が鎮静下であっても意識下であっても，看護師の役割が大きく変わることはないと私は思います．心内心電図やプログラム刺激などに怯むことなく，患者さんの最も近くにいる医療者として自信をもってアブレーションの介助についていただきたいと思います．

舟橋美保

臨床工学技士のあなたへ

臨床工学技士法が制定され，30年という年月が経過し高度な医療機器の進歩に伴い業務の拡大がなされています．今では心臓カテーテル室において，臨床工学技士（ME）が当たり前のように従事している時代となりました．

心カテ室での治療といえば，冠動脈インターベンション（PCI）を思い浮かべる人が多いと思います．PCIは狭くなっている冠動脈病変をバルーンやステントによって拡張する，視覚的に明らかに治療効果がはっきりした治療法です．一方，不整脈に対するカテーテルアブレーションは，かなりマニアックな人たちがよくわからないコトバを発しながらやっている治療で，さらに「心電図」と聞いただけでも難しいのに「心内心電図」となると，奥が深く難しい印象を受けるのではないでしょうか．

自分自身も長い間，虚血性心疾患に対する治療に携わって最初の頃は画面の波形が流れるスピードにもついていけず，絶え間なくビートを刻む心拍同期の音なども相まって子守唄代わりとなり睡魔に襲われていました．

カテーテルアブレーション業務におけるMEの役割として，心内心電図を表示するポリグラフ・プログラム刺激装置・高周波発生装置・3Dマッピング装置など高度な技術提供が要求される装置などがあげられます．まずは，心内心電図を理解するうえで解剖学的特徴や電気生理学的特徴を習得し理解する必要があります．徐々に心内心電図が理解することができるようになり，アブレーション治療によって頻拍が停止したりなど，治療の成功という達成感が得られると楽しく感じられるようになりました．

そして，特に心カテ室におけるカテーテル治療は医師・看護師・放射線技師・MEを含めた複数の職種が力を合わせチーム医療で手技が行われていることを忘れずに，"治療成功"というゴールをめざして一致団結してほしいです．さらに，不測の事態にも備えられるようにさまざまなモニター類にも目配りをしながら，躊躇なくME自ら意見が述べられるようなチーム環境を構築してもらえたらと思います．

カテーテルアブレーション治療に用いられる医療機器の進歩は目覚しいものがあります．MEはその専門家として安全で高度な医療を提供できるように高いレベルでの知識を身につけていきましょう．

田中雅博

第1章

EPS・アブレーションの基本

第1章 EPS・アブレーションの基本

1 不整脈とは？

池田隆徳

Point

①不整脈には徐脈性不整脈と頻脈性不整脈がありますが，カテーテルアブレーションの適応となるのは頻脈性不整脈です
②頻脈性不整脈の頻度として最も多いのは期外収縮ですが，心房細動も頻度の高い不整脈として知られています
③頻脈性不整脈は局所巣状興奮またはリエントリー（旋回興奮）のいずれかのメカニズムで生じます

■ はじめに

　不整脈には多くの種類があります．その種類によって出現する頻度や重症度が異なり，対処のしかたも違います．そのため，まずは分類の方法について知っておかなければなりません．そのうえで，不整脈の機序（メカニズム）を学ぶと，なぜ不整脈が起こるのかがわかってきます．また，不整脈は種類によってメカニズムも全く異なることにも気づきます．

1 定義と分類

1）定義

　不整脈とは，心臓の電気の流れの異常によって引き起こされる疾患のことです．不整脈を認めるということは，心臓内の一連の電気の流れに何らかの異常が生じていることを意味します．医学的には「正常洞調律以外の調律」と定義されています．

　「不整脈」を病気の単位として取り扱うときは，心拍が正常でも，脚ブロックやヘミブロックのような電気の流れのみの障害を認める場合（伝導障害）や，WPW症候群・QT延長症候群・Brugada症候群のような不整脈をきたす可能性のある病態（心電図症候群あるいは遺伝性不整脈疾患）も含まれます（広義の不整脈）．

2）分類

不整脈は，「**徐脈性不整脈**」と「**頻脈性不整脈**」に分けられます．正常の心拍（≒脈拍）は「1分間に50〜100回」ですので，**頻脈性不整脈の場合は「1分間に100（臨床で問題となるのは110）回以上」**，**徐脈性不整脈は「1分間に50（臨床で問題となるのは40）回以下」**となります．頻脈性不整脈はさらに「上室不整脈」と「心室不整脈」に分けられます．房室結節までを上室（心房），ヒス束からを心室と呼ぶため（図1），上室不整脈は房室結節より上方，心室不整脈はヒス束より下方で生じる不整脈ということになります．

さらに細かく分けると徐脈性不整脈には①洞不全症候群，②房室ブロック，上室頻脈性不整脈には①心房期外収縮，②心房細動，③心房粗動，④発作性上室頻拍，心室頻脈性不整脈には①心室期外収縮，②心室頻拍，③torsade de pointes（トルサー・ド・ポワンツ），④心室細動があります（表）．

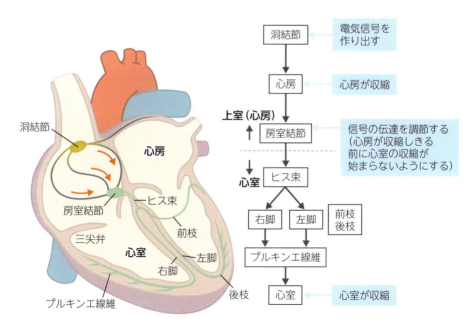

図1　心臓の電気の流れ（刺激伝導系）
→で示された電気の流れで心臓が1回興奮し，これが絶えずくり返される．

表 不整脈の分類と種類

I 徐脈性不整脈（心拍数：50/分以下）
①洞不全症候群（SSS）
②房室ブロック（AV block）
③心静止

II 頻脈性不整脈（心拍数：100/分以上）	
1．上室頻脈性不整脈	2．心室頻脈性不整脈
・洞性頻脈 　①心房期外収縮（APC） 　②心房細動（AF） 　③心房粗動（AFL） 　④発作性上室頻拍（PSVT） ・心房頻拍（AT）	①心室期外収縮（VPC／PVC） ②心室頻拍（VT） ③torsade de pointes（TdP） ④心室細動（VF）

III 伝導障害（心拍数は正常）
①脚ブロック（BBB）
②ヘミブロック（左脚前枝・後枝ブロック）
③2枝ブロック
④3枝ブロック

IV 不整脈をきたす恐れのある疾患
①WPW症候群
②QT延長症候群
③QT短縮症候群
④Brugada症候群
⑤カテコラミン誘発性多形性心室頻拍

（右側の括弧：II が狭義の不整脈、I〜IV が広義の不整脈）

青字：アブレーションの適応となる疾患（詳細は**第1章-4**参照）．

2 頻脈性不整脈の頻度と重症度

1）頻度

　（頻脈性）不整脈の種類別の頻度としては，**（心房あるいは心室）期外収縮が最も高く**，全人口の10〜20％くらいです．**心房期外収縮**と**心室期外収縮**とでは，心房期外収縮の方が若干多い傾向にあります．

　心房細動については，発作性を含めると全人口の1〜8％が罹患しており，80歳以上の高齢者では実に5〜8％（15人に1人）の人が心房細動を有しています．発作性上室頻拍については0.2％（500人に1人）くらいです．心室細動については救急医療に関するデータから推察すると，全人口の0.1％（1,000人に1人）で発症します．

　心房粗動と心室頻拍についてはデータが全くなく不明ですが，心房粗動は発作性上室頻拍と同等かやや少なく，心室頻拍は心室細動よりも多いと考えられます．

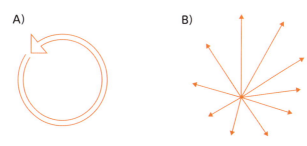

図2　頻脈性不整脈の発現メカニズム
頻脈性不整脈はマッピング所見から，リエントリー（旋回興奮，A）もしくは局所巣状興奮（B）のいずれかで生じる．

2）重症度

　頻脈性不整脈は種類によって重症度が大きく異なります．重症な頻脈性不整脈といえば，一般には**心室細動**や（持続性・多形性）**心室頻拍**などの心室不整脈があげられます．しかし，WPW症候群に伴う心房細動と1：1伝導を示す心房粗動は上室不整脈ですが，心室細動に移行しやすいことで知られています．

　逆に，軽症の不整脈としては，心房期外収縮，（正常心拍数を示す）心房細動・心房粗動，（散発性・単源性）心室期外収縮，洞不全症候群（Ⅰ群）などがあげられます．不整脈が認められたとしてもこのように種類によって危険性が異なるため，不整脈がどのようなタイプであるかを必ず吟味しておきます．

3　頻脈性不整脈が起こるメカニズム

1）メカニズムの考え方

　頻脈性不整脈の起こるメカニズムは，多くの教科書では心筋細胞の活動電位記録で説明しています．これによると，①**リエントリー**，②**異常自動能**，③**トリガードアクティビティ**（triggered activity：撃発活動）の3つに分けられます．

　しかし，近年のマッピング解析の進歩に伴って最近では興奮伝播（興奮波の広がり）で説明されることが多くなっており，この方が理解しやすく実用的といえます．これでは，不整脈のメカニズムは①**局所巣状興奮**と②**リエントリー**の2つに分けられます（図2）．リエントリーとは再入のことであり，興奮の旋回を意味します．時として，ロータなどと呼ばれることがありますので，知っておいてください．異常自動能とトリガードアクティビティは，マッピング所見からはともに局所巣状興奮に含まれます．頻脈性不整脈とメカニズムの関係を図3にシェーマで示しました．

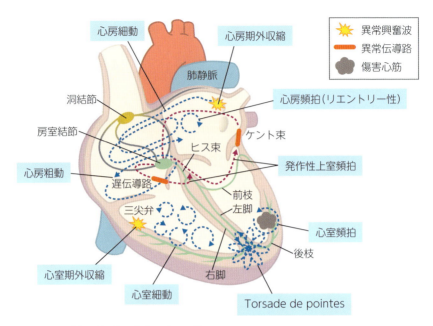

図3　頻脈性不整脈の成立メカニズム
それぞれの頻脈性不整脈で成立のしかたが異なるのがわかる.

2) メカニズムと持続性の関係

　頻脈性不整脈が持続する場合，そのメカニズムはリエントリー（旋回興奮）と考えてほぼ間違いありません．

　リエントリーの形成には，解剖学的基盤があって発生する場合（「解剖学的リエントリー」または「オーダードリエントリー」と呼びます）と，正常心筋において機能的に発生する場合（「機能的リエントリー」または「ランダムリエントリー」と呼びます）があります．梗塞巣あるいは病的心筋の周囲を旋回する（持続性）単形性心室頻拍は，解剖学的リエントリーによる頻拍の代表的なものです．一方，複雑に旋回する多形性心室頻拍や心室細動は，機能的リエントリーによる代表的な頻拍といえます．

第1章

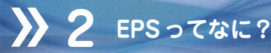

第1章 EPS・アブレーションの基本

2 EPSってなに？

小林建三郎

Point

① EPSは，電気生理学的検査（electrophysiologic study）の略称です
② 頻脈性不整脈の診断と治療の効果判定，徐脈性不整脈では徐脈の原因を診断します
③ Brugada症候群，原因不明の失神に対しても適応があります

■ はじめに

　不整脈の診断は12誘導心電図が基本となります．先人たちによる知見が蓄積されている心電図で多くの不整脈の診断が可能ですが，EPSを施行することで，さらに詳しい診断が可能となります．

　例えば，心電図で発作性上室頻拍と診断されている症例にEPSを行うことによって，その原因が房室回帰性頻拍（AVRT）によるものか，房室結節リエントリー性頻拍（AVNRT）によるものか診断できます．12誘導心電図でも，房室回帰性頻拍と房室結節リエントリー性頻拍の鑑別はある程度可能ですが，**確定診断にはEPSが必要**となります．発作性心房細動では，起源となる心房期外収縮の発生部位の同定にはEPSが必要です．徐脈性不整脈では，房室ブロックにおけるブロック部位の診断や，洞不全症候群における洞結節回復時間の測定などができます．

1 EPSとは？

　EPSは，電極カテーテルを鼠径部や鎖骨下の静脈から複数本挿入し，心臓内壁に電極を接触させてより詳しく興奮伝導を調べる検査です．

2 EPSの適応

　「臨床心臓電気生理検査に関するガイドライン（2011年改訂版）」において，EPS

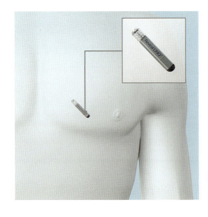

図1 植込み型心電計
画像提供：日本メドトロニック株式会社

の適応が疾患ごとに記載されていますので，ここでは大きく徐脈性不整脈と頻脈性不整脈に分けて説明します．

1）徐脈性不整脈

洞不全症候群と房室ブロックでは，非侵襲的検査により，めまいなどの症状と徐脈の関連が一致していればEPSの適応はありません．検査に時間をかけるよりペースメーカによる治療を優先します．**徐脈によるめまい，失神などが疑われるものの，因果関係が不明なとき**にはEPSの適応となります．

近年，侵襲度が少ない植込み型心電計（図1）による不整脈の診断が増えていますので，くり返す失神の患者さんではEPSより植込み型心電計の植込みを行うことがあります．

2）頻脈性不整脈

多くはカテーテルアブレーションを前提としており，**ほぼあらゆる頻脈性不整脈**がEPSの適応となります．ただし，心房細動に関するEPSの適応は明らかとなってはいません．しかしながら，ほかの頻脈性不整脈と同じようにアブレーションを前提とした適応と考えていいようです．

カテーテルアブレーションを前提としないEPSとしては，持続性心室頻拍の薬効評価として用いられることがあります．薬剤投与後に心室頻拍の誘発試験を行い薬効の有効性を評価します．

3 Brugada症候群に対するEPS

Brugada症候群は，12誘導心電図で右前胸部誘導のST上昇を特徴（Brugada心電図）として心室細動による突然死を引き起こす症候群です．ST上昇の形態か

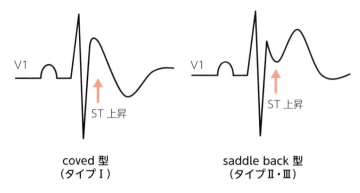

図2　Brugada症候群のST上昇
凸型のST上昇を示す形をcoved型（タイプⅠ），凹型のST上昇を示す形をsaddle back型（タイプⅡ・Ⅲ）といいます．タイプⅡとⅢはST上昇の程度により区別され，タイプⅡの方が顕著です．

らcoved型（タイプⅠ）とsaddle back型（タイプⅡ・Ⅲ）の2つにわかれます（図2）．主にcoved型のBrugada心電図で，突然死の家族歴のある場合，また，失神・めまい・動悸などの不整脈による症状がある場合にもEPSが適応となります．具体的には，植込み型除細動器の適応を判断する際に施行し，多形性心室頻拍や心室細動の誘発を行います．

4 原因不明の失神

器質的心疾患を有する患者では，不整脈が失神の原因となる頻度が高く，EPSの適応となります．逆に器質的心疾患がなく，不整脈もない症例では適応はありません．この場合のEPSのプロトコールとしては，洞不全症候群，房室ブロック，心室頻拍，上室性頻拍の誘発を行います．

> **advice　アブレーション治療前のEPSの重要性**
> カテーテルアブレーションは多くの施設で行われていますが，治療をあせりEPSによる十分な診断がおろそかになりがちです．多少時間がかかるかもしれませんが，頻脈性不整脈であればEPSによって頻脈の誘発，必要なプログラム刺激を行い正確な診断を行います．その方が，結果的に検査時間の短縮，アブレーション治療の成績向上につながっていきます．

第1章 EPS・アブレーションの基本

3 アブレーションってなに？

木下利雄

Point

①アブレーションは不整脈を根治する治療です
②さまざまなアブレーションシステムが開発され，現在の主流としては高周波アブレーションとクライオアブレーションがあります
③高周波アブレーションは最も汎用性の高いシステムで，イリゲーションカテーテルなどの開発により，さらに性能が向上しています
④クライオアブレーションは高周波にはない利点を有し，バルーンカテーテルなどの登場で使用頻度が劇的に増加しています

1 カテーテルアブレーションとは

　カテーテルアブレーションは不整脈を根治するための治療法です．アブレーションとは，その字のごとく"ablate：離断する，切断する，除去する"，という意味で，カテーテルを用いて不整脈回路を離断する，あるいは不整脈基質を除去する，ということを表現して，カテーテルアブレーションと名付けられました．薬物治療を受けているにもかかわらず不整脈症状を繰り返す患者さん，副作用のため薬物治療を続けるのが難しい患者さん，長期的な薬物治療を避け根治を目指したいという患者さんなどに施行します．

　アブレーションでは直径2 mm程度の細いカテーテルを使用します．通常は，右内頸静脈および右大腿静脈から数本の電極カテーテルを挿入します（図1，第3章-A-1 図1）．また，右大腿動脈からは血圧をモニタリングするためのカテーテルを入れます．

　現在ではいくつものアブレーションシステムが開発されていますが，この項目では，現在主流として用いられている**高周波アブレーション**と**クライオアブレーション**システムに注目して概説します．

A）血管アクセス

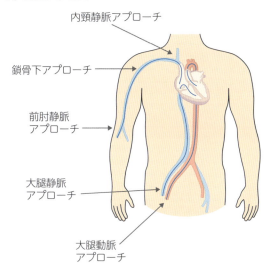

B）穿刺の実際

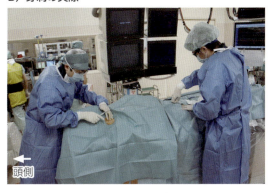

図1　カテーテルアブレーションの穿刺

2 アブレーションシステム

1）高周波アブレーション

　高周波アブレーションは，現在最も頻用されており，かつ最も汎用性の高いアブレーションシステムです（図2）．カテーテル先端電極より**高周波電流を流して心筋を焼灼**します（図3A）．

　通常500 KHzの高周波電流を流します．組織と電極の接触面で電界が入れ替わ

A) 高周波発生装置（ジェネレーター）

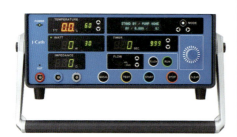

B) 対極板

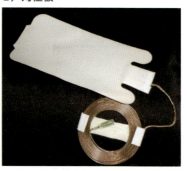

C) 通常のアブレーションカテーテル

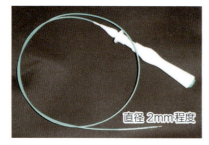

直径2mm程度

D) イリゲーションカテーテル（冷却機能付き）

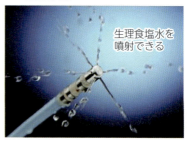

生理食塩水を噴射できる

図2 アブレーションシステムの概要
画像提供：A）日本ライフライン株式会社，D）ジョンソン・エンド・ジョンソン株式会社

ることにより，電子の振動が生じ，ジュール熱が発生しますが，50℃以上の熱が組織に加わると，組織は不可逆的な凝固壊死を起こし，絶縁体をつくることができます（**図3B**）．70℃を超えると血栓形成のリスクが高まり，**100℃を超えると水蒸気爆発（ポップ現象）を起こす**ので注意が必要です．組織の障害サイズを規定する因子は，通電時間，電流の強さ，電極温度，血流，組織抵抗，接触面積などさまざまです．

　実際の手技においては高周波出力（ワット，W），電極温度（℃），組織抵抗（オーム，Ω）をモニターしながら通電を行います．使用するアブレーションカテーテルや焼灼部位にもよりますが，**通常は50℃，30Wで設定します**．房室結節近傍など低出力で慎重に通電したい場合は，15〜25Wで通電を行います．電極温度が上がらない場合や焼灼効果が得られない場合は，35〜50Wと出力を上げることがあります．組織の凝固壊死が得られた場合，組織抵抗が下がり（5〜10Ω低下），十分な焼灼の目安となります．組織抵抗が急激に上昇したときは（15〜20Ω上昇），

A) システム

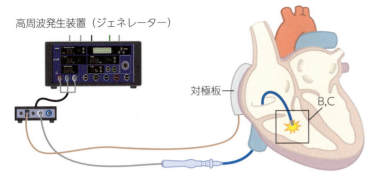

B)

C) irrigation tip

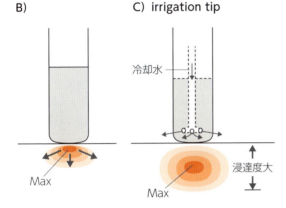

図3 高周波アブレーションシステム
イリゲーションカテーテルでは生理食塩水をカテーテル先端より噴射して，接触面を冷却することで，心筋深部への高周波電流の浸透を向上させる．

接触面温度も急上昇するため，自動的に通電を中止する機能があります．

　最近は冷却機能付きアブレーションカテーテル（イリゲーションカテーテル，**図2D**）が登場し，主流となってきました．これは生理食塩水をカテーテル先端より噴射して，接触面を冷却することで，組織抵抗の上昇を抑え，心筋深部への高周波電流の浸透を助けるシステムです（**図3C**）．これにより，従来よりも深部の焼灼が可能となり，また血栓形成のリスクも低減可能とされました．

2）クライオアブレーション

　クライオアブレーションは**組織を氷点下まで急速に冷却**し，細胞内外にice crystalを形成することにより，細胞内脱水および直接細胞傷害を起こし，組織を冷凍凝固するシステムです．－50℃以下の冷却では非可逆的な組織障害をもたらしますが，－30℃までの冷却で，60秒以内であれば可逆的な冷却効果が得られます（**表**）．これにより，クライオシステムでは，－50℃以下へ冷却するクライオア

表　クライオシステムの特徴

利点	・適度な低温（−10〜−30℃）で可逆性の伝導ブロックを起こすため，クライオマッピングが可能 ・冷却中は組織に固着し，カテーテルの安定性が極めて高い ・心筋内膜の組織構造が維持され，血栓形成のリスクが低い
欠点	・特殊なコンソールが必要 ・病変作成のコントロールがやや難 ・組織との接触情報に乏しい

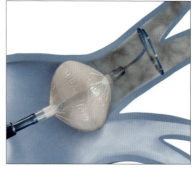

図4　クライオバルーンカテーテル
画像提供：日本メドトロニック株式会社

ブレーションと，−30℃までの冷却にとどめるクライオマッピングとしての機能を使い分けることができます．クライオマッピングでは一過性に冷却することで，標的部位でのアブレーションの有効性と安全性を見極めることができます．

　現在，クライオアブレーションでは，従来の棒状のカテーテルに加え，バルーンタイプのカテーテルがあり，心房細動に対する肺静脈隔離術に多く用いられています（図4）．バルーンタイプのアブレーションカテーテルは膨らませたバルーンを肺静脈に挿入し，肺静脈入口部〜前庭部にかけて全周性にバルーンを接触させます．そこでバルーン内部に−50〜−60℃の冷却剤（亜酸化窒素ガス）が噴射され，接触面全体の冷凍焼灼を一気に行い，肺静脈を電気的に隔離します．

　クライオシステムの欠点としては亜酸化窒素ガスを管理するガスタンクやカテーテルに冷却剤を送る特別なコンソールが必要になります．また，バルーンタイプのカテーテルにおいては病変を作成できるのはバルーンが接触できた部分だけであり，焼灼ポイントの細かい調整はできません．

第1章 EPS・アブレーションの基本

4 アブレーションの適応疾患とコスト

湯澤ひとみ

Point

①カテーテルアブレーションは頻脈性不整脈や期外収縮の一部に治療の適応があります
②電極カテーテルはだいたい1極あたり10,000円程度です

1 適応疾患（図）

　基本的にアブレーションの適応は，臨床上有害事象が起こりうる場合か自覚症状が強い場合に適応となります．さらに公共交通機関の運転手などは高い適応が付与されていることが多いです．

　アブレーションの適応として，日本循環器学会の「不整脈の非薬物治療ガイドライン（2011年改訂版）」[1]に基づくと次のようになります．

- 通常型心房粗動（common AFL）
- 発作性上室頻拍（WPW症候群を含む）
- 術後心房頻拍（incisional AT）
- 心房細動（AF）
- 心室期外収縮（VPC）
- 心房期外収縮（APC）
- 心室頻拍（VT）
- Brugada症候群

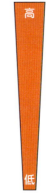

治療成功率 高〜低

図　カテーテルアブレーションで治療可能な不整脈疾患

1）WPW症候群

頻拍発作がある，もしくは早期興奮のみであっても**公共交通機関の運転手である**場合などはClass I（有益であるという根拠がある）で適応となります．早期興奮のみで頻拍がなくても患者が希望すればClass IIa（有益であるという意見が多い）で適応となります．

2）房室結節リエントリー性頻拍（AVNRT）

いずれも頻拍発作の心電図が確認されていればアブレーションの適応があります（患者の希望がある場合：Class I～IIa）．

3）心房細動（AF）

有症候性の持続性もしくは発作性心房細動が適応となります．2016年のESCガイドラインでも無症候性はClass IIb（有益であるという意見が少ない）になっています．しかしアブレーションはAFによる脳梗塞や総死亡率を減らす報告もあり，早期のアプローチが望ましいともいわれています．

4）心房粗動（AFL）

通常型心房粗動はアブレーションによる根治率が高く治療の1_{st} Choiceと考えられます．一方で非通常型心房粗動は，その頻拍回路によって成功率にばらつきがあるため，適応は薬物治療抵抗性の場合，とされています．

5）心房頻拍（AT）

有症状もしくは心機能低下など**臨床上問題となるとき**に適応となります．

6）上室頻脈性不整脈に対する房室ブロック作成術

上室不整脈による頻脈が原因となる**臨床的有害事象**，もしくは**著しいQOLの低下が発生**した場合に検討されます．房室結節を焼灼することで人工的に房室ブロックを作成し脈拍のコントロールを得るという手法です．しかし適応は慎重に検討されるべきであり，薬物治療が困難もしくは頻脈に対する直接のアブレーションが困難な場合に選択肢となります．ペースメーカの植込みが必須であり，100％心室ペーシングとなることを加味し検討します．近年は頻脈に対するアブレーションの技術が向上しているため，稀な手技となってきています．

7）心室期外収縮（VPC）／心室頻拍（VT）

VPC多発（目安として**1～2万発／日以上**）もしくはVTにより，臨床上問題となる場合もしくは患者が希望する場合にアブレーションの適応となります．

> **memo** 臨床上問題となる場合とは，①心室頻拍や心室細動の誘因となるVPCが確認される，②低心機能の誘因となる，③心臓再同期療法の妨げとなる，などがあげられます．

2 コスト

　アブレーションを施行するにあたり，患者さんから費用面での相談を受けることがあります．基本的に高額療養費制度を受けることが可能です．上限は年齢や所得に応じて決められていますが，心房細動のアブレーションは2019年3月現在で自己負担額として数万〜30万円超程度となっています．高額医療費制度については適宜変更が加えられるため厚生労働省ホームページ[2]を参考にするとよいでしょう．なお，アブレーション入院において高額療養費制度の対象にならないものとして，食事代，差額ベッド代があげられます．

> **memo**　部屋代や食事代なども含めて心房細動アブレーションは約230万円程度，発作性上室頻拍で140万円程度かかります．カテーテルの値段は10極であれば約10万円，20極であれば約20万円です．

文献
1) 「不整脈の非薬物治療ガイドライン（2011年改訂版）」
   http://www.j-circ.or.jp/guideline/pdf/JCS2011_okumura_h.pdf
2) 厚生労働省：高額療養費制度を利用される皆さまへ
   https://www.mhlw.go.jp/stf/seisakunitsuite/bunya/kenkou_iryou/iryouhoken/juuyou/kougakuiryou/index.html

第2章

これだけは押さえておこう！心臓の位置関係

第2章 これだけは押さえておこう！心臓の位置関係

1 心臓内部〜右房・心房中隔・ヒス束・右室

阿部敦子

Point

①カテーテルアブレーションを行う際に，心臓内腔の構造を正確にイメージすることが重要である
②刺激伝導系は，洞房結節から房室結節，ヒス束を経て右脚・左脚前枝/後枝プルキンエ線維に至る
③刺激伝導系である房室結節は，心房中隔側の三尖弁輪に位置し，そのすぐ下にはCS開口部が存在する

■ はじめに

　カテーテルアブレーションを行う際に，心臓の解剖学的特徴を頭のなかにイメージできるかどうかが大変重要であることは言うまでもありません．近年では造影CTやCARTO®などのコンピュータイメージングシステムの発展によって，実際の心臓に近い画像を簡単に目にすることができるようになりました．本稿では，造影CTから3次元的に構築された心臓の画像をもとに，カテーテルアブレーションで必要な解剖学的特徴を解説します．

1 心臓の形態

　人間の心臓は，大人の握りこぶしほどの大きさで，胸郭の中心よりやや左側に位置し，その心尖部は第5肋間に位置しています（**図1**）．1分間に約5Lの血流を全身に送っており，そのほとんどは筋肉によって成り立っています．筋肉の塊である心臓が，収縮と弛緩によってポンプとして機能するためには，電気的刺激が伝わることで心筋が興奮することが必要です．したがって，心臓の筋肉には電気的刺激を伝える**特殊心筋**と収縮・弛緩を担う**固有心筋**の2種類があり，その働きによって心臓の拍出が得られるという仕組みです（**第1章-1図1**）．

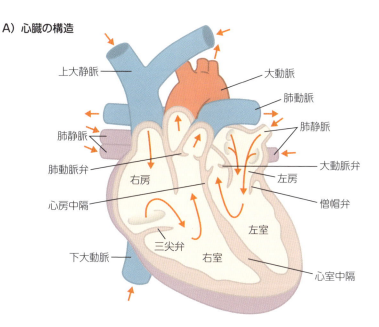

A）心臓の構造

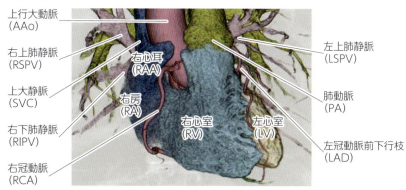

B）造影CT

図1 造影CTによる心臓（正面）
※左心房，左下肺静脈，左冠動脈回旋枝は見えていないので記載なし

2 刺激伝導系

　電気的刺激は，洞房結節で発生し，房室結節に刺激が伝わりヒス束を通った後，脚と呼ばれる伝導路に入り右室への右脚，左室への左脚前枝・左脚後枝に分かれ，プルキンエ繊維によって心室の隅々まで刺激を伝えます．このような電気的刺激を伝える流れを，**刺激伝導系**と呼びます．

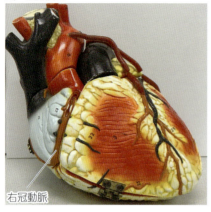
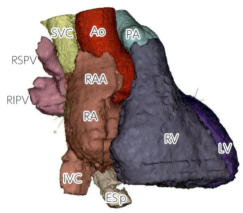

図2 右側からみた心臓
SVC:上大静脈,RSPV:右上肺静脈,RIPV:右下肺静脈,RAA:右心耳,RA:右房,IVC:下大静脈,ESp:食道,RV:右心室,PA:肺動脈,LV:左心室,Ao:大動脈

　この刺激伝導系による心筋の興奮を**体表面から記録したものが心電図であり,心内で記録したものを心内電位**と呼びます.心臓内にカテーテルを留置することでその部位に特徴的な心内電位が得られ,体表面からは記録できない電気的な情報を得ることができるため,不整脈治療において重要な指標となります(第3章-A-1参照).

3 右房・心房中隔・ヒス束・右室

1) 洞房結節

　心臓の右側を表面からみると(図2),上大静脈入口部の近傍に右心耳(RAA)がみられ,上行大動脈基部から右心耳の移行部分に心臓の刺激伝導系の出発地点となる洞房結節が位置しています.洞不全症候群ではこの洞房結節の機能低下によって,徐脈や心停止が起こります.洞房結節から心房までの伝導時間(SACT)や,洞結節回復時間(SRT)の測定により,その機能の評価が可能です.

　右房・右室の境目には,大動脈基部より分かれる右冠動脈(図2A)が流れています.一方,心臓内腔では三尖弁によって右房と右心室が隔てられ,その三尖弁の直径は約3 cm前後です.

2) 卵円窩

　次に,血流の流れにそって右房をみると,上大静脈,下大静脈から右房へと血流

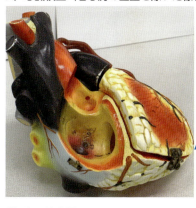
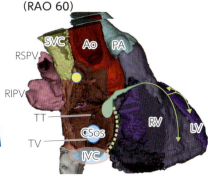
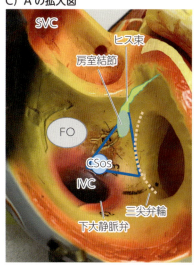

図3　右房の解剖

FO：卵円窩，CSos：冠状静脈洞開口部，IVC：下大静脈，TT：Tadaro 腱索，TV：テベシウム弁

- 〇：洞房結節，▪▪▪▪：三尖弁輪
- ●：房室結節（右房内）からヒス束（黄緑）は心室中隔内に存在する．→：刺激伝導系シェーマ→右脚・左脚前枝・左脚後枝（心室の肉柱内を走行し，心室壁のプルキン工繊維に刺激を伝える）
- △：コッホの三角は頂点に心室中隔膜性部（ヒス束），底辺に冠状静脈開口部（CSos），Tadaro 腱索（TT），三尖弁輪より成る．

が流入して三尖弁を通って，右室へ抜けていきます．カテーテルを配置する際には，下大静脈または上大静脈からの挿入になります．

　上大静脈から右房内にはいると，はじめに左房と接している側面（心房中隔）の中心に卵円窩（FO）がみられます（**図3C**〇）．心房中隔での周辺組織とは異なり，卵円窩は大変薄く，心房細動のアブレーションでは，そこに孔を開けそこから左房にカテーテルを留置します（**第4章-1参照**）．

3）コッホの三角

　また三尖弁輪右房側には，冠状静脈洞開口部（CSos）がみられます．心房・心

室中隔の接合部にある膜性部を頂点として，CSosと三尖弁輪を底辺とする三角形を**コッホの三角（Koch's triangle）**と呼び，**房室結節が解剖学的に位置する**と考えられています（**図3C△**）．電気的刺激は，房室結節からヒス束へと伝わり，その後右脚と左脚前枝・後枝に分かれます．房室結節リエントリー性頻拍（AVNRT）では，房室結節内の二重伝導路〔速伝導路（fast pathway），遅伝導路（slow pathway）〕が頻拍の原因となるため，slow pathwayを焼灼する際に，コッホの三角の底辺から下3分の1部位にアブレーションを行うことで頻拍が根治します（**第4章-4参照**）．

4）三尖弁〜右室

次に，下大静脈から三尖弁輪に向かっていくと下大静脈弁と呼ばれる隆起がみられます（**図3C**）．三尖弁輪から下大静脈までの領域を三尖弁—下大静脈峡部またはisthmusと呼び，心房粗動のアブレーションの際には同部位へラインを引くことによって，頻拍が根治します（**第4章-2参照**）．

三尖弁を通り抜けると，右室となり，右室内部は筋肉束で弁輪に向かって肉柱を形成しています．この肉柱の間を刺激伝導系である右脚が走っており，その刺激を心室壁に存在するプルキンエ繊維に伝え，さらには右室全体に伝導させます．心室壁の厚さは，左室壁が10 mmであるのに比べ，右室は5 mmと薄くなっています．

第2章 これだけは押さえておこう！心臓の位置関係

2 冠動脈と冠状静脈洞（CS）の走行

阿部敦子

Point

① 右冠動脈の枝によって，刺激伝導系である房室結節は栄養されている
② 冠動脈は右房に開口部があり，左室の僧帽弁の周りを走行しており，電極カテーテルを留置することで，左房・左室の電位を得ることができる

1 冠動脈

　心臓はポンプとして毎分60〜90回動き続けています．その心筋に栄養や酸素を供給しているのが，冠動脈です（図1）．大動脈基部にある少し膨らんだ部分で，バルサルバ洞と呼ばれる場所から右冠動脈と左冠動脈は直角に分かれます（図1，表）．

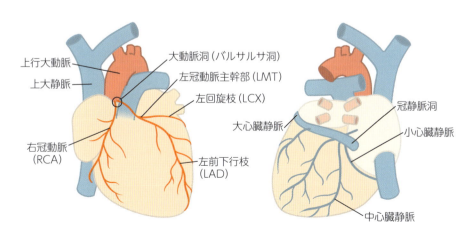

図1　冠動脈と冠静脈

表 冠動脈・冠状静脈一覧

A) 冠動脈

AHA(Seg.)	略語	フルスペル	和訳
右冠動脈			
1〜4	RCA	right coronary artery	右冠動脈
4PD	PD	posterior descending artery	右後下行枝
	CB	conus branch	円錐枝
	RV	right ventricular branch	右室枝
	AM	acute marginal branch	鋭縁枝
	AV	atrio ventricular node branch	房室結束枝
左冠動脈			
5〜15	LCA	left coronary artery	左冠動脈
5	LMT	left main coronary trunk	左冠動脈本幹
6〜8	LAD	left anterior descending artery	左前下行枝
9	D1	first diagonal branch	第一対角枝
10	D2	second diagonal branch	第二対角枝
	SP	septal perforating branch	中隔穿通枝
11	LCX	left circumflex branch	左回旋枝
12	OM	obtuse marginal branch	鈍縁枝
14	PL	posterolateral branch	後側壁枝
15	PD	posterior descending artery	左後下行枝

B) 冠状静脈

略語	フルスペル	和訳
MCV	middle cardiac vein	中心静脈
PIV	posterior interventricular vein	後室間静脈
CS	coronary sinus	冠状静脈洞
GCV	great cardiac vein	大心静脈
AIV	anterior interventricular vein	前室間静脈

　右冠動脈（RCA）は，心臓の表面を右心房と右心室を分けるように走行しています（図2）．右冠動脈は，はじめに円錐枝（CB），次に右室への右室枝（RV）に分岐しています（図3）．その後，鋭縁枝（AM）に分かれます．最後に，房室結節を栄養する血管，房室結節枝（AV）と右下行壁枝（PD）を経て心臓の裏側に回り込みます．そのため，**右冠動脈が高度の狭窄や閉塞を起こす心筋梗塞では，房室結節の血流が低下し房室ブロックが出現**します．

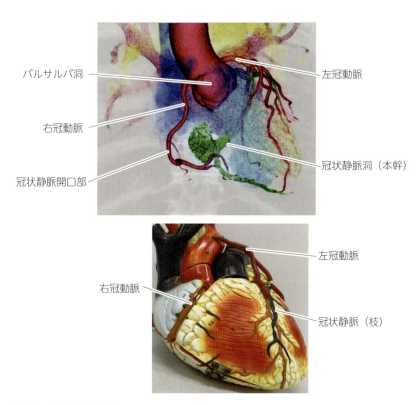

図2 心臓の血管系
上段：造影CTによる胸郭内にある心臓と血管の走行（正面）
　　　赤は動脈相で造影され，大動脈基部にあるバルサルバ洞から分岐する右冠動脈，左冠動脈である．
　　　緑は静脈相で造影される冠状静脈．冠状静脈開口部は右心房にあり，左心室の僧帽弁輪を走行する．
下段：胸腔内にある心臓の模型の様子（正面）
　　　心臓表面には右冠動脈，左冠動脈，また冠状静脈の枝（青）が見られる．

　一方，左冠動脈本幹（LMT）は，まず左前下行枝（LAD）と左回旋枝（LCX）に大きく分かれます．前下行枝（LAD）は右室左室の境目を心尖部方向に向かって走行します．主に第一対角枝（D1），第二対角枝（D2），中隔穿通枝（SP）と枝分かれします．また左回旋枝では，左室側から心臓の裏側へ回り込むように，鈍縁枝（OM）と後側壁枝（PL）を分岐します．

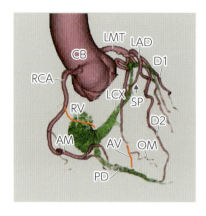

図3 冠動脈の分岐

A）冠状動脈の走行（LAO）

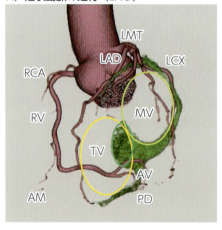

B）冠状静脈（RAO）

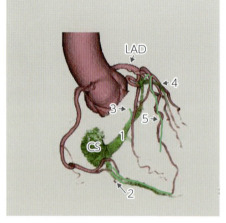

図4 造影CTで見る冠（状）静脈の走行
A）右心房から左心室にある僧帽弁の周りを走行して，心臓表面へ，左前下行枝を併走して心尖部方向に降りてくる．
◎：三尖弁輪（TV），○：僧帽弁輪（MV）
B）1.冠静脈洞（CS）
2.中心静脈/後室間静脈（MCV/PIV），3.左心房斜静脈（Marshall vein），4.大心静脈（GCV），5.前室間静脈（AIV）

2 冠状静脈

　　冠状静脈は，右房内に開口部があり，僧帽弁輪に沿って走行しています（**図4A**）．
そのため，右房より冠状静脈洞（CS）にカテーテルを留置することで，左心室に

カテーテルを挿入しなくても，左房・左室の心内電位を得ることが可能なので，大変重要です．

　冠状静脈の走行には，個人差がありますが，開口部へ合流する大きな枝は，中心静脈/後室間静脈（MCV/PIV），左心房よりCSに流れ込む左心房斜静脈（Marshall vein），大心静脈（GCV）があり，心臓前壁を前室間静脈（anterior interventricular vein：AIV）は冠動脈の左前下行枝と並走しています（**図4B**）．

　心臓再同期療法（CRT）の際には，冠状静脈枝にリードの留置を行うため，造影を行い分岐について確認します．

第2章 これだけは押さえておこう！心臓の位置関係

3 右室流出路・左室流出路の前後関係

湯澤ひとみ

Point

①右室流出路が前方に，左室流出路は後方に位置します．
右室流出路は肺動脈弁に続く右室領域を，左室流出路は大動脈弁に続く左室領域を指しますが，それぞれは臨床用語であり，厳密な解剖学的定義があるわけではありません（図1）
②右室流出路は右冠尖と接し，続いて左冠尖を巻き込む形で肺動脈へと続きます

　右室流出路と左室流出路は近接しています．右室流出路は前方・左室流出路は後方ですが，2本の管が前後で垂直にくっついているというわけではなく，実際はねじれあって複雑になっています．

　図2は右室流出路を起源とする心室期外収縮（VPC）のカテーテルアブレーション時の透視画像です．当院では流出路起源が疑われるVPCの場合，より最早期の

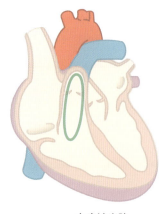
右室流出路

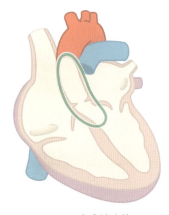
左室流出路

図1 右室流出路・左室流出路の大まかな位置

電位をとらえたいため，CS（冠静脈洞）カテーテルを冠静脈洞の最も遠位端で，より流出路に近づく大心静脈（great cardiac vein）まで挿入しています．これによりCSカテーテルの先端部は左心耳の前方を通り右室流出路近くまで到達するため流出路周辺の電位情報が得られます．この透視画像でアブレーションカテーテルは右室流出路に位置しています．

では実際心臓内ではどのようにカテーテルは存在しているのでしょうか．

図3は同じセッションで心臓CTをCARTO画像に取り込み，マージしたものです．アブレーションカテーテルは右室流出路に挿入されており，⇨で示します．図2のカテーテルの配置と近い画像で，図2と図3を見比べるとアブレーションカテーテルやCSカテーテルの位置や形が似ていることがわかりますので，心内でのカテーテルをイメージしてください．

右室流出路は心尖部から背側方面に進んだあと左室流出路を巻き込むように後上方に伸び，肺動脈へと続きます．

図3で示すように**右室流出路**といっても範囲が広いため，アブレーション時はさらに細かく①anterior，②anterior attachment，③septum，④posterior attachment，⑤posteriorと分類します．図4は図3と同じCARTO画像をバルサルバ洞の高さで切り，頭側から覗き込んだものです．大動脈左冠尖（LCC）と接した部位をanterior attachment，右冠尖（RCC）と接した部位をposterior attachmentといい，その中間をseptumと呼びます．したがってこれら周辺を起源とするVPCは，**実は裏に位置するRCCやLCCが起源**であるということも珍しくないため，十分に解剖を理解する必要があります．

A) RAO 35°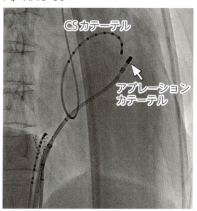

B) LAO 45°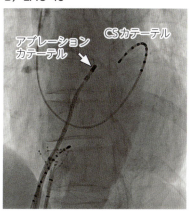

図2 右室流出路起源VPCの焼灼成功部位

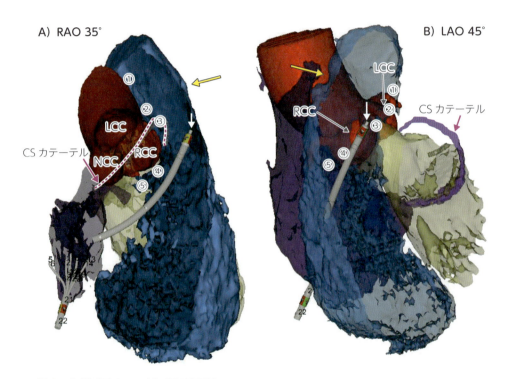

図3　心臓CTのマージ（CARTO）
赤色：大動脈，黄色：左室，青色：右室および流出路，紫色：右房/冠静脈洞
⇨：アブレーションカテーテル，➡：肺静脈弁の高さ
①anterior, ②anterior attachment, ③septum, ④posterior attachment, ⑤posterior
＊RAOのCSは裏を回っているため破線で示す．

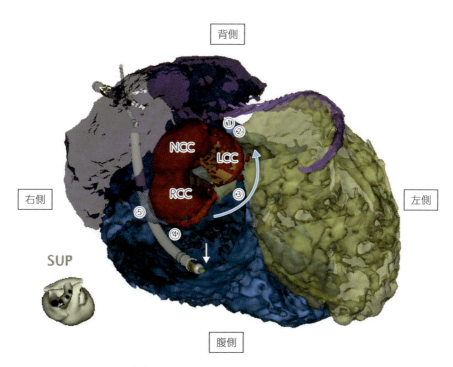

図4 心臓CTのマージ（CARTO）
赤色：大動脈，黄色：左室，青色：右室および流出路，紫色：右房/冠静脈洞
①anterior，②anterior attachment，③septum，④posterior attachment，⑤posterior
⇨：アブレーションカテーテル，→：流出路

第2章 これだけは押さえておこう！心臓の位置関係

4 左房と食道の位置関係

湯澤ひとみ

Point

①一般的に左房の真後ろには食道が走行していますが，その走行には個人差が，さらに時間による差があります
②左房後壁を焼灼するときは食道温を参考とし41℃未満にとどめましょう
③左房後壁焼灼時は20Wなど低出力で焼灼することが望ましいです

■ はじめに

アブレーションで食道の位置関係を把握する必要があるのは，主に心房細動で**肺静脈隔離術を施行する際**です．左房の真後ろには食道が走行しているため，左房の後壁を焼灼する際に食道および周囲組織の熱傷が問題となります．

1 食道と心臓の位置関係

食道は，一般的には図1Aのごとく，左房と椎体と大動脈に囲まれた空間に位置するため，左房後壁へのコンタクトはダイレクトに食道に伝わります．左房壁は3mm程度であり，左房壁と食道の間には脂肪層を認めます（一部欠損）．6～8割の食道は左房後壁から約3～5mm以内に位置します．左房周囲の脂肪組織は一般的に頭側が薄く尾側が厚いとされ，脂肪層の内部にはリンパや左迷走神経，食道静脈などが含まれています．

2 アブレーションと食道

焼灼中は食道まで容易に熱が伝達し，**左房食道瘻や食道胃迷走神経障害などの合併症**を起こす可能性があります．BMI＜25は食道を全層性に障害するリスクが高くなるといわれており，より注意が必要です．特に左肺静脈では後壁の焼灼ラインと食道の走行が一致することが多いため焼灼は慎重に行います．

A) 横断面 B) 矢状断面

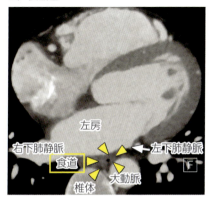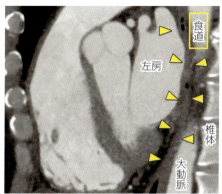

図1 一般的な食道の走行
食道は▷で囲われた箇所

A) アブレーション時 B) 10カ月後

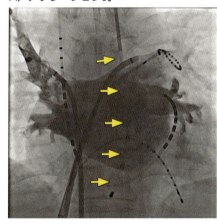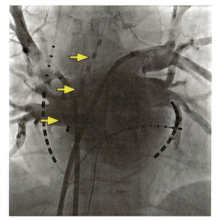

図2 時間による食道の位置の差
⇨は食道に挿入された温度計を示す.
A：持続性心房細動アブレーション時左房造影，B：同一患者の10カ月後 2nd session 時の左房造影

　多くの施設では食道へ温度計を挿入し食道走行の確認と，通電中の食道温をモニタリングしながら焼灼を行っています．当院では食道温の上限は40～41℃程度としています．
　食道の走行は個人により異なりますが，同一の個体においても時間経過により異なってくることがあります．図2は心房細動アブレーションの同一患者の透視画像

ですが，図2Aと図2Bは約10カ月間の差があり，食道の走行は著しく異なっているのがわかります．

　不整脈学会が毎年示すJ-CARAFでは2018年12月現在で，85.6％の施設が食道温の計測を行っていますが，近年は食道温度計使用群でより食道合併症が上昇するとの報告もあり，今後の動向に注目されます．

> **advice**
> ・左房後壁食道近傍を焼灼する際には20 W以下，20秒以下，コンタクトを10 g以下に抑えるようにします
> ・しかし低出力でくり返し通電を施行することは，食道温は上昇しないまま徐々に焼灼深度を増すリスクがあるため，その際は焼灼ラインを変更するなどの対応をします

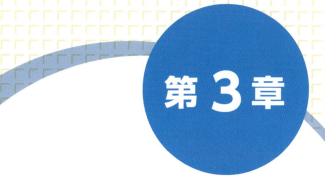

第3章

苦手克服！
心内心電図
はじめの一歩

第3章 苦手克服！心内心電図はじめの一歩
A. 心内心電図

1 心内心電図のみかた

藤野紀之

Point

① これからアブレーションに携わるのに一番大事でキモになるところです
② 不整脈の種類により，電極カテーテルの本数や留置する位置が異なり，かつ心内電位の見るポイントも違います
③ 心房および心室の興奮順序（電気の流れ）がとても大切です．慣れるまで時間を要しますが，あきらめずに頑張りましょう

1 心内電位の記録法

　　カテーテルを留置して心臓のなかから心電図を常時記録することを**心内心電図**と呼びます．シースというプラスチック製の管を介して（図1A），カテーテルを心臓のなかに3次元的に留置することで記録します．

　　どの電極カテーテルも先端から1，2，3…と番号がついています（図1B赤字）．12誘導心電図の肢誘導同様，心内心電図も2つの電極の電位差をみるため双極誘導を行い，HRA1-2やCS3-4のように表示されます（図2）．同時に，12誘導心電図のⅡ（aVF）誘導，V1（V2）誘導も記録します（図2B上）．

　　また，通常の12誘導心電図では25 msecで記録しますが，EPSやカテーテルアブレーションでは，**100もしくは200 msecと4～8倍も速い速度で記録**します．最初はこのスピードについていけないかもしれませんが，慣れてくれば大丈夫です．もし見落としても記録は残っているため何度も見返すことができるので安心してください．ほとんどの施設では，心内電位の表示をリアルタイムとレビューの2画面を表示しています．

　　また，微小なヒス束電位（HIS）から大きい心室電位まで，記録する電位の大きさが異なるため，検査がはじまる前に調整します．

A）留置の様子　　　　　　　　　　　　　B）使用するカテーテルの先端

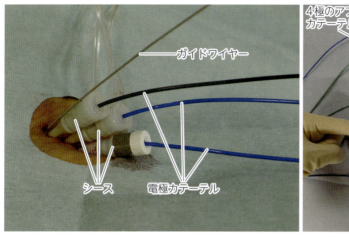
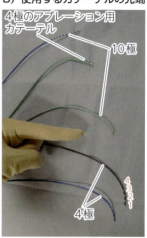

図1　右大腿静脈に留置したシースおよび電極カテーテル

2 電極カテーテルの配置（表）

　　WPW症候群や房室結節リエントリー性頻拍（AVNRT）などの**発作性上室頻拍（PSVT）**では，**高位右房（HRA），ヒス束（HIS），右室心尖部（RVa），冠静脈洞（CS）にカテーテルを配置**し，これが一般の形になります（図3）．

　心房粗動（AFL）は，高位右房（HRA）ではなくもう少し下位の低位側壁右房（LLRA）と，HIS，CSにカテーテルを留置し，**心室には通常留置しません**．

　心房細動（AF）は，肺静脈（PV）に留置するリング状の電極カテーテルがメインでCSには留置しますが，HRA，HIS，RVaには最初から留置しません．しかし，治療する場面によって，LLRA，RVa，HIS，左右の鎖骨下静脈などに適宜留置するため，万能で操作性のよい電極カテーテルを1本準備します．

　心室不整脈は，やはりCSには留置しますが，不整脈の起源により留置する電極カテーテルの位置が異なります．例えば，左室起源であれば左心室に，右室流出路（RVOT）であればRVOTに配置します．

　また通常，HRAは固定がよい右心耳という場所に留置します．HISは，シャープなヒス束電位が記録され（図2, 4, 5），かつ心房波と心室波も同時に記録される部位に留置します．アブレーションする場合たいていCSに留置しますが，EPSでは留置しないことが多いです．通常，近位端（電極カテーテルの10番電極，一番根元側）を冠静脈洞開口部（CSos）に位置するように留置します．一方，AFや流出路起源の心室期外収縮（VPC）の場合は，CSの奥の方まで留置することもあります．

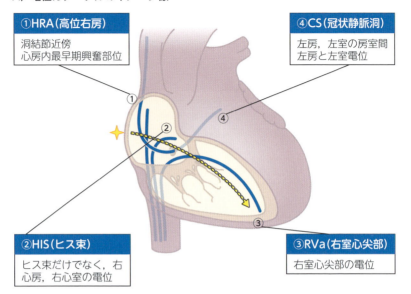

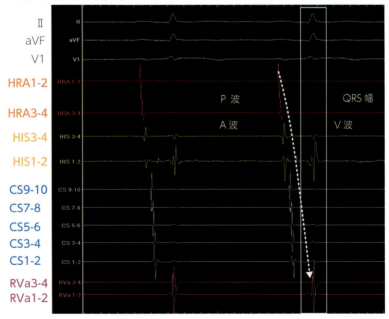

図2 正常洞調律時の電気の流れと電極カテーテル留置部位
A) ⇨：電気の流れ

表 疾患に応じたカテーテルの配置

疾患名	カテーテル配置
発作性上室頻拍（PSVT）	HRA, HIS, RVa, CS
心房粗動（AFL）	LLRA, HIS, CS
心房細動（AF）	PV, RVa, CS
心室期外収縮（VPC）	RVa (RVOT), CS

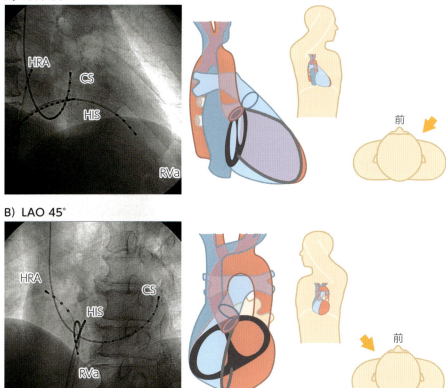

A) RAO 35°

B) LAO 45°

図3　一般的な透視画像と電極カテーテル留置部位

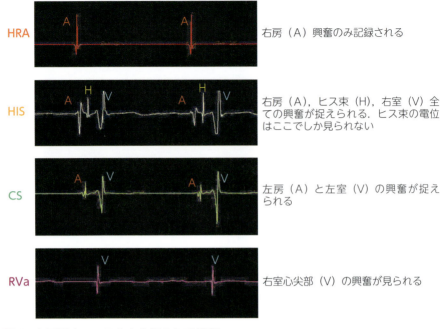

図4 各電極カテーテルから得られる情報

　最初のうちは，この電極カテーテルを留置するのも苦労すると思います．特に，**ヒス束電位を常に安定して記録することや，若年者で立位心の右室心尖部への電極留置は難しく感じる**でしょう．多少の慣れは必要です．

3 心内心電図のみかた（解釈）

　心臓が全身に血液を送り出すという正常な働きをするには心臓に小さな電気が流れる（伝播する）ことが必須です．この電気が流れる道筋を**刺激伝導系**と呼びます（第1章-1図1）．

　正常の場合，洞結節の自動能によって発生した電気的興奮は，心房筋を介して房室結節，ヒス束へと伝わり，右脚・左脚，プルキンエ線維と心室内の特殊心筋を介して心臓全体にすみやかに伝播します．洞調律であれば，洞結節近傍に留置した電極カテーテル（HRA）の興奮が最早期になり，徐々に下位心房や左側心房に伝播します．そのため，心内心電図の表示はHRA→HIS→CS→RVaの順に並べます（図2, 4, 5）．

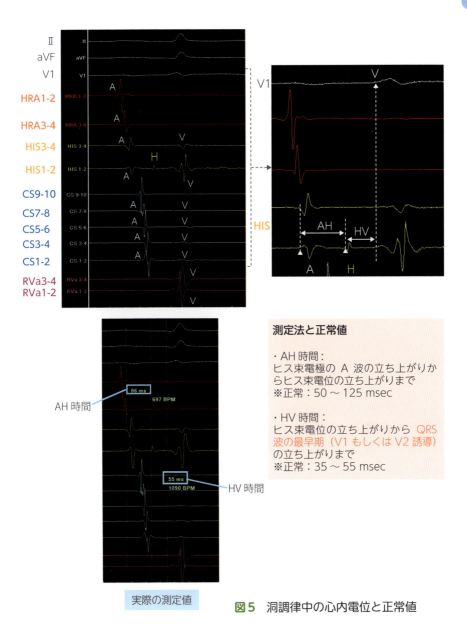

図5 洞調律中の心内電位と正常値

1）心内心電図でみえるもの

　12誘導（体表面）心電図のP波に相当するものを心房波（A波），QRS波に相当するものを心室波（V波）といいます．**はじめはA波とV波の違いがわからなくなりがちですが，QRS波の下にある大きな電位はV波とし，それ以外はA波と考える**と理解できます．

　また，それぞれ見る電位情報が異なります．HRAでは，右房（A）興奮のみ記録され，HISでは右房（A），ヒス束（H），右室（V）とすべての興奮が捉えられます．ヒス束の電位はここでしかみられません．そして，CSは，左房（A）と左室（V）の興奮が記録され，RVaでは右室心尖部（V）の興奮のみがみられます（図4）．上室（心房）性不整脈のアブレーションであれば心房波（A波）の興奮順序，心室性不整脈のアブレーションであれば心室波（V波）の興奮順序，特に**最早期**興奮部位が最も大切です．ただ，心室性不整脈は少ないので，**A波の興奮順序を見る習慣をつけておきましょう**．

> memo　**最早期興奮部位**
> 「最早期興奮部位」とは，文字通り，頻拍，もしくは期外収縮などの不整脈が出現する際，心内心電図上で一番最初に興奮する（心筋）部位のことです．なお，心房でも心室でも用います．
> 図6だと，ヒス束（黄）が心房（A）波の最早期興奮部位となります．

2）AH時間，HV時間の測定

　ヒス束電位が記録できたら，AH時間（ヒス束電極のA波立ち上がり～ヒス束電位立ち上がり），HV時間（ヒス束電極のヒス束電位立ち上がり～V1もしくはV2のQRS波立ち上がり）を測定しましょう．測定方法は図5に記載しましたが，いろいろなものに影響を受けるためAH時間は個人差がありますが，**HV時間は差がなく非常に大切な指標なので必ず測定**しましょう．よく間違われますが，**心内電位のV波までではなく体表面のQRS波の立ち上がりまで記録しましょう**．なお，WPW症候群ではHISが記録できないこともあります．

> memo　心房，もしくは心室の電気興奮の順序を「シークエンス／シーケンス（Sequence）」といいます．この興奮順序（sequence）がとても大事で，不整脈の回路もしくは診断がおおよそ想定でき，アブレーション（治療）につながります．

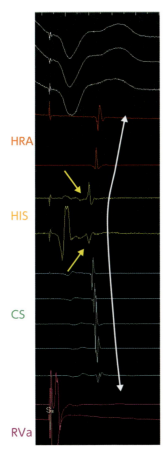

図6 心室ペーシング
ヒス束に留置した電極カテーテルの心房電位が最も速く興奮し（⇒），HRAやCSはその後に興奮している（⇒）．

> **memo** 通常の心電図では心拍数をbpmで表示しますが，EPSやアブレーションでは**msec**を使用します（**図7**）．msec＝60,000÷**心拍数（bpm）**なので，例えば，60 bpmは1,000 msec，150 bpmは400 msecとなります．

A）計算のしかた

■msec（刺激の間隔）
　　1 msec＝1/1,000秒［1秒＝1,000 msec］

■bpm（一分あたりの刺激数）
　　60 bpm＝60 beats/60 sec（60 sec＝60,000 ms）
　　　　　＝1 pace/1,000 ms

B）換算表

60 bpm = 1,000 msec	110 bpm = 545 msec	160 bpm = 375 msec
70 bpm = 857 msec	120 bpm = 500 msec	170 bpm = 353 msec
80 bpm = 750 msec	130 bpm = 462 msec	180 bpm = 333 msec
90 bpm = 667 msec	140 bpm = 429 msec	190 bpm = 316 msec
100 bpm = 600 msec	150 bpm = 400 msec	200 bpm = 300 msec

図7 EPSで用いる単位

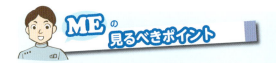

田中雅博

　最初は，理解しにくく混乱することもあると思いますが，熟知した先輩に教わりながら少しずつ理解するのがよいでしょう．最初からすべてを理解するのは正直キビシイと思います．
　疾患ごとに電極カテーテルの本数や留置する場所が異なるので，当然必要な心内電位情報も異なります．よって，疾患別に理解するのがよいと思います．まず，心房粗動（AFL）と心房細動（AF）から修得をはじめ，ある程度熟知したら心室性不整脈に携わりましょう．ただし，基本は同じです．まず本稿に記載されている内容はしっかり把握しましょう．
　リエントリー性の頻拍であれば頻拍周期と最早期興奮部位，フォーカル（Focal）であれば最早期興奮部位を即座に確認しましょう．

---

memo　「フォーカル（Focal）」とは
　　不整脈の興奮は，巣状興奮が放射状に伝播する「フォーカル」（局所巣状興奮）と，電気の回路が存在しそこを旋回する「リエントリー」の2つがあります（**第1章-1図2**）．

第3章　苦手克服！心内心電図はじめの一歩

A. 心内心電図

2 刺激法

小池秀樹

Point

①プログラム刺激には，主に頻回刺激法（Burst pacing）と期外刺激法（Extra pacing）があります
②エントレインメントペーシングを行い，ペーシングした部位やその他の興奮部位の復元周期（post pacing interval：PPI）を測定することで，リエントリーの頻拍回路を同定することができます

1 ペーシング部位と出力

　電気刺激により人工的に心臓を刺激・興奮させることをペーシングといいます．電気生理検査用ラボシステムを用いて，心筋のさまざまな部位に留置した電極カテーテルから電気刺激を行います．

1）刺激部位

　よく行う部位として，高位右房（HRA），右室（RV），冠静脈洞（CS）などがあげられます．また，アブレーションカテーテルからも電気刺激を行うことができ，心臓のあらゆる場所でペーシングできます．

2）刺激の強さ（出力）

　刺激の強さ（出力）は，**高出力から**ペーシングを行って徐々に出力を下げ，ペーシング部位の刺激閾値を測定します．閾値とは興奮を起こさせるのに必要となる最小の出力を指します．一般的にペーシング閾値の2倍の値で刺激を行います．
　一方，エントレインメント（後述）やpost pacing interval（PPI）を測定する場合，またペースマップを記録する場合は，ペーシング出力が強いと周囲心筋まで捕捉し，ほかの所見と誤差が生じてしまうことがあり，刺激閾値ギリギリでペーシングを行うこともあります．

2 プログラム刺激 (表1)

　電極カテーテルでの刺激方法にはいくつかやり方があり，パターンを組んで刺激する（プログラム刺激）ことができます．プログラム刺激には**頻回刺激法（Burst pacing）**と**期外刺激法（Extra pacing）**があります．プログラム刺激を行うことで，臨床的不整脈を誘発させます．短い連結期までペーシングを進めていくと，非臨床的な頻拍も誘発されやすくなるため，注意が必要となります．

1）頻回刺激法
　一定の周期の刺激を一定の回数入れる方法です．患者さんの心拍数よりも早い周

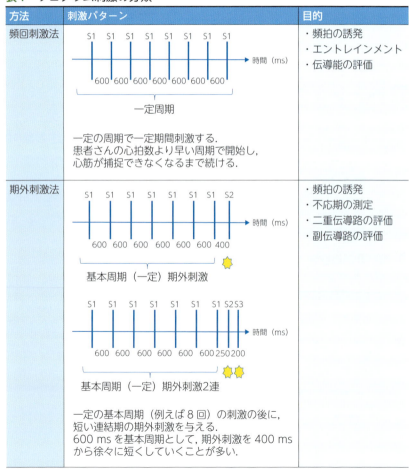

表1　プログラム刺激の分類

期から開始し，600 ms → 580 ms → 540 msと徐々にサイクルを短くしていきます．ある程度周期が短くなった時点で10 ms刻みに下げていき，1：1伝導からwenckebachブロック，2：1ブロックと，心筋が捕捉できなくなるまで続けていきます．

> **memo** **wenckebachブロック**
> 刺激間隔を短くしていくと徐々に房室伝導時間が延長し，ついには伝導されなくなる（ブロック）こと．

2）期外刺激法

一定の基本周期を8回前後（施設によって異なります）刺激した後に，最後に短い連結期の期外刺激を入れる方法です．さらに最後の刺激の連結期を徐々に短くしていきます．600 ms（もしくは400 ms）を基本周期として，最後の期外刺激の連結期を400 ms → 380 ms → 360 ms → 340 msと徐々に短くしていきます．また，ある程度短くなった時点で10 ms刻みに連結期を短くしていきます．期外刺激の挿入回数を2連（ダブル），3連（トリプル）と増やすこともあります．リエントリー性頻拍は，期外収縮がトリガーとなるため，期外刺激法で誘発されます．一方，巣状頻拍や期外収縮は頻回刺激で誘発されます．

> **memo** **連結期**
> 先行する興奮・ペーシングと次の興奮・ペーシングまでの間隔を連結期といいます．

3 エントレインメント現象

1）エントレインメント現象

頻拍中に頻拍より短い周期の連続刺激を加えることで，頻拍回路の同定を行うことができます．エントレインメント現象を認める頻拍は，リエントリー性頻拍であると推察できます．

エントレインメントペーシングの方法ですが，頻拍中に頻拍より短い周期（－15〜20 ms）で連続刺激を加えます．ペーシングがのる（エントレイン）と頻拍興奮周期がペーシング周期と同じになります．その後，ペーシングの終了とともに，元の頻拍周期に戻ります．この現象を**エントレインメント現象**と呼びます．エントレインメント現象の診断基準を**図1，表2**に示します．

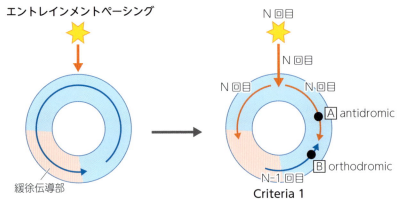

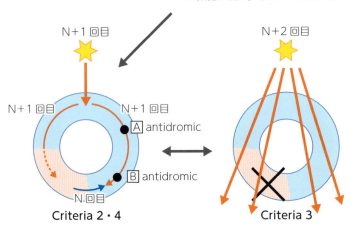

図1 エントレインメント現象

表2 エントレインメント現象の診断基準

Criteria	名称	条件
1	constant fusion	頻拍周期よりもやや短い周期（-15〜20 ms）でペーシングを行うと、頻拍周期がペーシング周期と等しくなり、一定の融合波を形成する．ペーシングを中止すると元の周期に戻る．
2	progressive fusion	さらにペーシング周期を短くすると、融合波形がペーシング波形に近づく．
3	local conduction block	もっとペーシング周期を短くすると、緩徐伝導部位（※）の伝導が途絶する（伝導ブロック）．周囲の心筋のみがペーシングされるペーシング波形となる．
4	orthodromic and antidromic capture	ペーシング周期を早めると、回路内の興奮順序が変化する．見方（視点）を変えただけで「Criteria 2」と同じ意義である．

※緩徐伝導部位：リエントリー回路のうち、電気の流れが遅い部位

2）診断の流れ

　リエントリー性頻拍には必須緩徐伝導部位が存在します．リエントリー頻拍回路近傍からペーシングを行い、エントレインが成功すると、心電図で、頻拍波形とペーシング波形が融合し、一定の形に落ち着きます（constant fusion, **criteria 1**）．そこからさらにペーシングレートを上げていくと、心電図の融合波形が徐々に変化し、最終的にはペーシング波形へと変化していきます（progressive fusion, **criteria 2**）．さらにペーシングレートを早めると、緩徐伝導部位内の伝導が途絶し、周囲心筋のみがペーシングに支配されます（local conduction block, **criteria 3**）．前述したprogressive fusionですが、エントレインメントを行い、constant fusionが得られた状態でペーシングレートを早めていくと、心内心電図で、回路内の興奮順序の変化が確認できます．つまり、低いペーシングレートでは頻拍と同じ方向で捕捉されていた（orthodromic capture）部位が、ペーシングレートを早めると頻拍とは逆方向で捕捉される（antidromic capture）ようになります（**criteria 4**）．このcriteriaを満たせば、その頻拍は必須緩徐伝導路を伴った、リエントリー性頻拍であると診断することができます．

4 復元周期：post pacing interval, PPI

　心筋各所からエントレインメントペーシングを行い、リエントリー性頻拍回路を

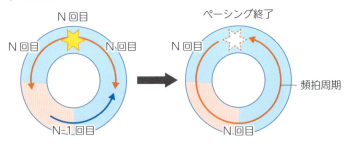

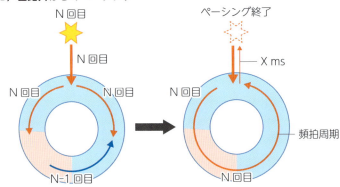

図2 回路上および回路外からのペーシングの復元周期

ペーシング部位（☆の場所）の復元周期（PPI）は，最後のペーシング（N回）から次に☆が興奮する時間（間隔）です．
回路内からペーシングしていた場合は，☆のPPIは頻拍周期と一致します（A）．
回路外からペーシングしていた場合は，☆のPPIは頻拍周期＋2X msとなり，頻拍周期より長くなります（B）．
これにより，PPIが一致していた部位は，頻拍回路内にあることが示唆され，回路をペーシングで同定することができます．

同定します．当然ですが，頻拍がしっかりとエントレインされている（図1の定義を満たしている）ことが大前提です．頻拍回路上でペーシングを行っている場合は，最後のペーシングから，再びそのペーシング部位に興奮が戻ってくるまでの時間（復元周期：post pacing interval, PPI）は，頻拍周期（cycle length, CL）とほぼ一致（PPI － CL ＝ ± 30 ms以内）します（図2A）．逆に，頻拍回路外からペーシングを行った場合，エントレイン後のペーシング部位でのPPIは頻拍周期＋30 ms以上に延長し，頻拍周期よりも長くなります（図2B）．

これにより，**ペーシングした部位のPPIが頻拍周期と一致していれば，その部位は頻拍回路内にある**ことがわかります．

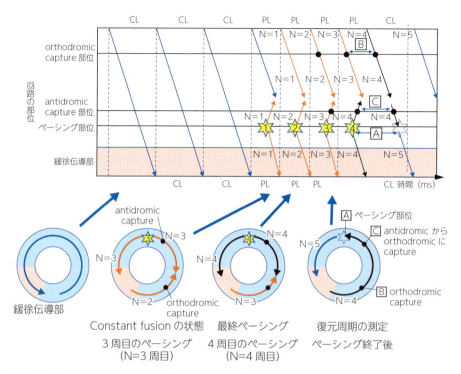

図3　回路上からのペーシングによる復元周期

頻拍周期（CL），ペーシング周期（PL），復元周期（PPI）
Ⓐ：ペーシング部位が回路上にあるとその復元周期（PPI）は，頻拍周期と一致する（ⒶのPPI＝CL）．
Ⓑ：orthodromicに捕捉された部位の復元周期はペーシング周期に一致する（ⒷのPPI＝PL）．
Ⓒ：antidromicに捕捉されていた部位の復元周期はペーシング周期より長くなる．（orthodromicに興奮するためⒸのPPI＞PL）

> **advice**　回路上でエントレインメントペーシングを行った場合の詳細な評価方法を説明します．
> 　エントレインメントペーシングにより，回路上でorthodromic captureされた部位の復元周期はペーシング周期と一致します（図3Ⓑ）．一方，antidromic captureされた部位の復元周期はペーシング周期よりも延長します（図3Ⓒ）．なぜなら，最後のペーシングが緩徐伝導路を抜けて，antidromic captureされていた部位が，最終的にorthodromicに興奮するため，復元周期がペーシング周期より長くなるからです．これを踏まえ，おのおのの電位のペーシング終了時の興奮と次の興奮までの間隔（PPI）を測定することで，その部位がantidromic/orthodromic captureされていたかを判断することができるようになります．
> 　少し難しい内容ですが，このことを理解すると，ペーシングサイトや興奮部位がリエントリー回路や緩徐伝導路のどこに位置しているのかを推察することができるようになります．

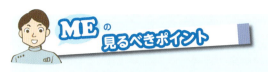

田中雅博

　カテーテルの位置が変わると当然ペーシングサイトが変わってしまいます．そのため，特にアブレーションカテーテルからペーシングを行う際は，医師に今どこにカテーテルを留置しているのか確認しましょう．また，閾値が悪いときなども医師に伝え，カテーテルの留置部位を変更してもらうとよいでしょう．

参考文献

1) Waldo AL & Henthorn RW：Use of transient entrainment during ventricular tachycardia to localize a critical area in the reentry circuit for ablation. Pacing Clin Electrophysiol, 12：231-244, 1989
2) 日本循環器学会：循環器病の診断と治療に関するガイドライン（2010年度合同研究班報告）．臨床心臓電気生理検査に関するガイドライン（2011年改訂版）．

第3章　苦手克服！心内心電図はじめの一歩
B. 3Dマッピングシステム

1 CARTO®

篠原正哉

Point

① CARTO®3システムでは，磁界を用いてカテーテルの正確な位置を割り出し，カテーテルを視覚化することができます
② 事前に撮像したCT画像のみならず，術中にリアルタイムで施行したエコー画像をもとに3Dマップを構築することができます
③ CARTO®3システムに備わる機能を十分に理解し，活用することでより安全で有効なカテーテルアブレーションが可能になります

1 マッピングとは

　アブレーション治療では心内心電図を測定することにより，カテーテルが接している部分が副伝導路など異常がある部位かを判定します．この異常部位を探す作業を**マッピング**と呼びます．これは，心臓の異常部位を示す地図（マップ）をつくる作業となります（図1）．

2 3Dマッピングシステムとは

　3Dマッピングシステムとは，心筋の電位情報と位置情報を同時に取得すること

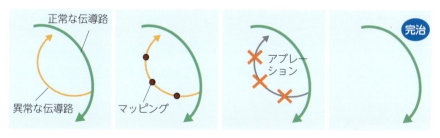

図1　マッピングとは
http://www.ncvc.go.jp/cvdinfo/treatment/ablation.html より引用

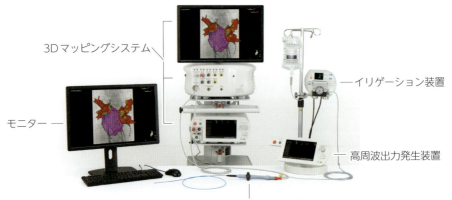

図2 CARTO® 3 システム全体像
画像提供：ジョンソン・エンド・ジョンソン株式会社

で，立体画像化してコンピュータに表示するものです．近年アブレーションの治療戦略を決定するうえで，3Dマッピングシステムの重要性が増してきています．

EnSiteシステムと比較して，CARTO® 3システムには，カテーテル位置の正確な把握，通電部位の決定や透視時間の軽減，正確なマッピングをサポートするための多くの機能が備わっていることが強みです（図2）．用途に合わせて適切に使用することで，患者にとってより負担の少ない安全なアブレーションが実現されます．

3 CARTO® 3マッピングシステム

1）カテーテルの位置情報

アブレーションの手技において，カテーテルの位置精度は，治療の成否のみならず安全性にかかわる非常に重要なものです．CARTO® 3システムのMagnetic（磁界）テクノロジーは，ロケーションパッドの3頂点から発生する磁場の強度を，専用カテーテルに付いている磁気センサーが測定し，リファレンスパッチを相対的な位置として，カテーテルの位置を計算し，平均誤差1mm以下で画面上に表示することを可能にしています．

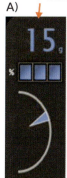
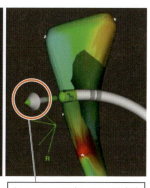

心筋とカテーテル先端の接触する重量をコンタクトフォースで示す．通常は 20g ほどで，値が極端に大きい場合（50g など）は接触が強すぎることを表す．

カテーテルの向いている方向がベクトルで示される．

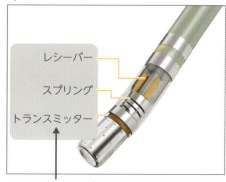

トランスミッターが磁場を発信し，その磁場の中で作用するスプリングの動きをレシーバーが感知することで，コンタクトフォースを感知する

図3 Contact Force Sensingテクノロジー
A）コンタクトフォースとベクトル
B）THERMOCOOL SMARTTOUCH® カテーテルの先端
画像提供：ジョンソン・エンド・ジョンソン株式会社

2）通電のサポート

▶ Contact Force Sensingテクノロジー（図3）

CARTO®3システムの磁気センサーつきカテーテルとして，最近ではTHERMOCOOL SMARTTOUCH® カテーテルが多く使用されています（図3B）．このカテーテルは，心筋への接触をコンタクトフォースとベクトルの2つによって定量化および視覚化することができるのが大きな特徴です．コンタクトフォースでは心筋とカテーテル先端が接触する重量の値が示され，ベクトルはカテーテルの先端がどの方向に向いて心筋と接触しているかを視覚的に示すものです（図3A）．

▶ VISITAG™

VISITAG™は，通電中のカテーテルが事前に設定した安定性の基準を満たした場合，その部位にタグを付けるモジュールです．これにより，単なる通電部位の記録だけでなく，カテーテルの安定性が得られた部位の記録が可能になります（図4）．

このタグ付けで用いられるFTI（Force×Time：index）という指標は，コンタクトフォース（g）と通電時間（秒）の積で示される数値であり，通電部位のタグ

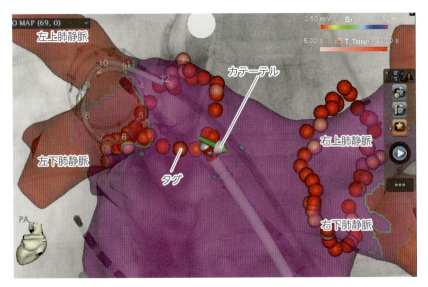

図4　VISITAG™のカラーリング表示
心房細動に対する両側拡大肺静脈隔離術を行っているところである．
安定性の基準を満たして焼灼した部位をタグ（赤丸）で表示している．
画像提供：ジョンソン・エンド・ジョンソン株式会社

の色合いで数値の進捗を表現します．この数値を指標に焼灼を行うことの有用性については，すでに多くの報告がなされています．最近では，コンタクトフォース（g），通電時間（秒）に加えて出力（W）を指標の1つとして数値化するAblation Indexという概念が登場してきています．

3）適切なマッピング

▶ CONFIDENSE™ Module

CONFIDENSE™ Moduleは，表に示す4つの機能で，不要なポイント取得を避けるものです．従来と比較し精度の高い，効率的なマッピングを可能にし，不整脈起源の同定もサポートするモジュールです．

4）透視軽減のサポート

▶ CARTOUNIVU™

透視情報を事前にCARTO®3システムに統合することで，透視がなくても心内でのカテーテル位置が把握できるモジュールです．従来に比べ，詳細なカテーテルの位置関係の把握が可能であり，必要最小限での透視による手技をサポートします（図5）．

表　CONFIDENSE™ Moduleの4つの機能

a) Tissue Proximity Indication	マッピングカテーテルの各電極が心筋組織に近接しているかどうかを判断する機能です．
b) Continuous Mapping	マッピングの対象となる頻拍に応じて事前に設定を行い，その設定を満たしたポイントを自動的に取得する機能です．
c) Wavefront Annotation	ユニポーラとバイポーラの両方を考慮してアノテーション（電位の早期性の解釈）のタイミングをCARTO®3システムが自動的に選択する機能です．
d) Map Consistency	マッピングした各ポイントが，全体の興奮や周辺の興奮と比較して整合性がとれていない場合に抽出する機能です．

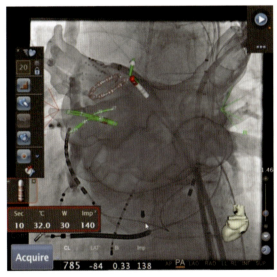

図5　CARTOUNIVU™
透視画像を事前に統合しているため，透視がなくてもカテーテルの詳細な位置関係の把握が可能になっている．
画像提供：ジョンソン・エンド・ジョンソン株式会社

▶ CARTOSOUND®

　サウンドスターは，右心系から左心系の構造を立体的に把握することができる心腔内磁気センサーつきエコーカテーテルです．リアルタイムで得られたエコー画像をCARTOSOUND®モジュールによって処理し，CARTO®3システムに表示することが可能となります．加えてそのエコー画像をもとに3Dマップを構築すること

ができます．中隔穿刺を超音波画像ガイド下に安全に行うことや，心膜液モニタリングによる手技の安全性のサポートにも使用されます．

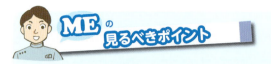

峯川幹夫

　CARTO®3システムではロケーションパッドをカテーテル台の裏にとり付けます．リファレンスパッチは3Dマッピングシステムのマッピングゾーン内において，心臓をとり囲むように，患者さんの背部に3枚，胸部に3枚の計6枚装着します．この際の注意点として，皮膚表面は完全に除毛することが望ましく，ペースメーカーやICD（植込み型除細動器）などがある場合は，植込み部を避けて装着するようにします．また，3Dマッピングシステムにおけるカテーテルの表示が不正確になる恐れがあるため，心電図電極，除細動器パッド，対極板などのいかなるパッチとも体表で重ねて使用しないようにする必要があります．

第3章 苦手克服！心内心電図はじめの一歩
B. 3Dマッピングシステム

2 EnSite™

藤野紀之

Point

① EnSite™ NavX™では，リアルタイムで，すべての多電極カテーテルの位置を表示できます
② 多極電極カテーテルで心臓内の表面をなぞるだけで，電位情報と位置情報を即座に立体的に視覚化することができます
③ 結果的に，放射線時間も大幅に短縮できるため患者さんや治療に携わるスタッフにもメリットがあります

　EnSite™システム（図1A）は，体表面に貼ったパッチを用いてnavigationを行うEnSite™ NavX™と，バルーン状のカテーテルを体内に留置してnavigationを行うEnSite™ Array™という2つの機能を備えています．

1 EnSite™ NavX™

1）CARTO®システムとの違い（表）

　EnSite™ NavX™は体表面に貼った6枚のパッチ（前胸部，背部，首，大腿，左右両腋下）（図1B，C）から微弱な電流を流してカテーテル側でこの微弱な電流を受信し，カテーテル先端電極で抵抗を測定し，その減衰度から位置情報を割り出しています．**リアルタイムで多電極カテーテルの位置を画面上に表示**でき，即座に多点の電位を記録，さらにどの電極カテーテルにも対応できます．この原理によりメーカーを問わず**すべてのカテーテルがNavX上に表示可能となり（最大128極）**，そのすべてにおいてジオメトリーの作成や電位の記録（マッピング）を行うことができるのが最大の特徴です．

> **memo**　電極カテーテル（主に，リングカテーテル）を使って心臓の内面をなぞり，内膜面を3次元で再構築します（3次元マッピング）．その再構築像を「ジオメトリー」と呼びます．図2で示した左心房の画像がジオメトリーです．

表　EnSite™ NavX™とCARTO®の違い

	EnSite™ NavX™	CARTO®
原理	体表面に貼った6枚のパッチから微弱な電流を流してカテーテル側でこの微弱な電流を受信し，カテーテル先端電極で抵抗を測定し，その減衰度から位置情報を割り出している	カテーテル台に設置した機器から発生させた磁場と，専用の磁気センサを内蔵したカテーテルを使用してカテーテルの位置を認識する
利点	ほとんどの電極カテーテルが表示可能	呼吸の影響を受けにくい
欠点	呼吸の影響を受けやすい	マッピングに使用できる電極カテーテルが限られる
特徴	・迅速なマッピング ・複数の不整脈を同時にマッピング可能	・位置情報が正確である ・CTだけではなく，エコーとのマージ（融合）も可能
得意疾患	・持続しない心房頻拍 ・心房細動が始まる最初の心房期外収縮	・左心室起源の不整脈 ・心外膜起源の不整脈

A) EnSite™システム

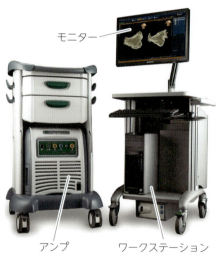

モニター
アンプ　　ワークステーション

B) パッチ装着部位

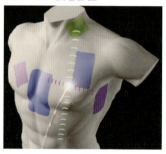

C) 装着するパッチ

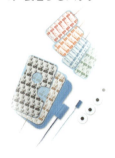

図1　EnSite™システム
画像提供：アボットメディカルジャパン株式会社

A) 背中側から見た左心房と肺静脈の位置関係	B) 焼灼ラインより内側は瘢痕領域へ変化	C) 左上肺静脈の白いところから心房細動が出現
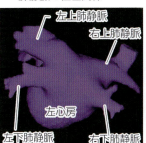	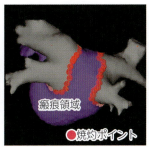	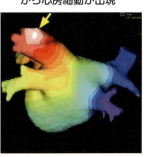

図2 3次元マッピングシステム(EnSite™ NavX™)を用いた両側肺静脈隔離の例

　その一方で,電流のみを原理としているため,位置情報に関してはCARTO® システムに比べ**体動や呼吸の影響を受けやすい**という限界も考慮しなくてはなりません.これに対しては厳重に抑制し,深鎮静とエアウェイやマスク型呼吸器の使用により呼吸管理を行うことでその影響を抑えることが可能となります.よって,深鎮静しにくい小児や鎮静にて不整脈が減少する可能性のある期外収縮に対する治療には,不向きかもしれません.

2) EnSite™ NavX™ の特徴

　EnSite™ NavX™ を使用する最大の利点は不整脈の解析にあり,リングカテーテル(特にダブルループカテーテル,図3B)などの多極電極カテーテルによるマッピングによる**迅速な頻拍解析**(図3)や留置したすべてのカテーテルを用いて不整脈をマッピングするという役割が臨床において大きなアドバンテージとなります.また,多極マッピングによる多数のポイントを操作する機能や,**複数の不整脈(期外収縮や頻拍)を同時にマッピングする**機能など,作製されたマップの解析が良好なことも特徴の1つです.

3) EnSite™ NavX™ が有効活用できる不整脈疾患

　基本的にアブレーションで治療できる疾患であれば,すべての不整脈に対応できます.なかでも,アブレーション治療の中心である**心房細動(AF)**においては,肺静脈と左心房の正確な解剖学的な位置,電極カテーテルの位置,アブレーションカテーテル先端の方向,コンタクトの強弱などが表示されるなどの理由で,**肺静脈隔離を成功させるのに必要不可欠**なシステムであり,非常に有効です(図2).

　ほかにも,WPW症候群における副伝導路(ケント束)の心房付着端の位置を同定できます.左側であれば数発の心室ペーシング下に冠静脈洞内の電極カテーテル上で副伝導路の心房付着端を同定可能であり,難しいとされる右側でも三尖弁輪を

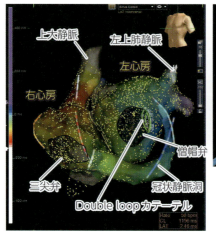
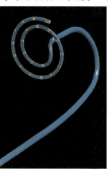

図3 ダブルループカテーテルによる両心房マッピング
多電極カテーテルが NavX 上に表示可能である
B）画像提供：アボットメディカルジャパン株式会社

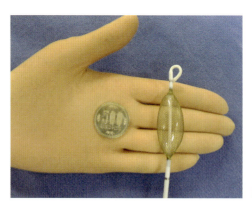

図4 Array カテーテル

カテーテルでなぞるようにマッピングすれば容易に副伝導路の存在位置を特定できます．特に，治療に難渋する**ヒス束近傍の副伝導路**の場合は，ヒス束電位も同時に記録できるため**有効**と考えます．

2 EnSite™ Array™

　EnSiteシステムのもう1つの機能である，EnSite™ Array™は，Array カテーテル（図4）という専用の**バルーン状の多電極カテーテル（64極）**を心腔内に浮

78　やさしくわかる　カテーテルアブレーション

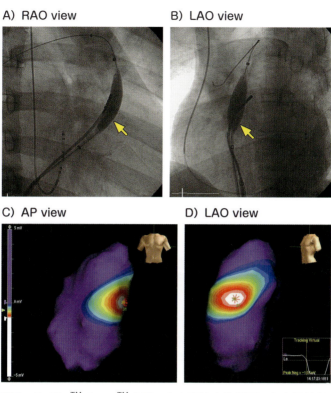

図5 EnSite™ Array™を用いた右室流出路起源の心室期外収縮の例

A, B) Arrayカテーテル（→）を右室流出路に留置
C, D) 中隔側（白い部分）から心室期外収縮の興奮が始まっているのがわかる

遊して留置し，カテーテルの方から微弱な電流を流して，カテーテルとの関係性をもとに位置情報を割り出しているシステムです．このシステムの最大の特徴は，カテーテルで心腔内壁を触って電位を取らずとも，心腔内で起きた興奮をArrayカテーテルがnon-contactに受信することにより，興奮機序および伝搬方向がたった1拍の心拍においても確認でき，仮想単極電位を作り出しすぐに表示できます．つまり**発作が少ない上室性もしくは心室性の期外収縮**，もしくは**持続しない心房（心室）頻拍**などの解析に効果を発揮します．

ただし，Arrayカテーテルで見える範囲が限られていること（通常4 cm以内），離れた部位や低電位領域の信頼性が低いこと，留置できる場所が少ないこと（右房，右室の一部，左房の一部），Arrayカテーテルの準備が必要であること，バルーンを膨らませるためほかのカテーテル操作の障害になりやすく，狭い場所になると

ジオメトリーを描く際にArrayカテーテルが邪魔になることなどいくつかの弱点があります．しかし，術者がそれを考慮したうえで使用することができれば，高い成果が得られます．よって，**右室流出路，洞結節近傍や右心房，左上肺静脈近傍周辺起源が疑われる場合**には，このシステムが**有効**と考えられます（図5）．

> **advice**　3Dシステムでのマッピングは電気生理学的知識がなくても自動的に良好な画像が得られると考えがちですが，どの電位をどう選択するかは，操作者の判断に依存し，取り方によって表示や旋回回路が大きく変わります．このため基本的な電位の知識を習得し，カテーテル操作に慣れてくるまでは透視も併用して，付加的に使用するのがよいと思います．
>
> 　3Dシステムは，いまやアブレーション治療に欠かせないツールです．それぞれのマッピングシステムの長所，短所をしっかり理解して，不整脈の種類によってシステムを使い分けることが大切です．

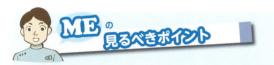

峯川幹夫

　EnSiteシステムは，パッチを背中にも貼るため，カテーテル台に座ってもらい患者が臥位になる前に装着しましょう．特に，汗をかきやすい人や体毛が多い人は剥がれやすく，体型によらず両腋に装着するパッチも重力で剥がれることがありますが，パッチのうえからテープで固定すると予防できます．また，6枚のパッチに加え対極板も装着するため，小柄な女性は貼る場所が少なく工夫が必要です．

　ほかに，12誘導心電図のV2，V6誘導の位置はこのパッチが重なるため，体表面心電図にノイズが入りやすく，パッチを少しくり貫くなどの処置が必要となります．稀に，アブレーションカテーテルにもノイズが入ることがあるので，そのときは，「ノッチパスフィルター」を入れると電位がきれいになることがあります．

第 4 章

いざカテ室へ！典型例から学ぶアブレーション

第4章 いざカテ室へ！典型例から学ぶアブレーション

1 心房細動（AF）

藤野紀之

Point

① カテーテルアブレーション（肺静脈隔離術：PVI）は，AFを根治できる治療です
② 薬物による発作のコントロールが困難で自覚症状のある症例には，AFアブレーション治療が有効です
③ AFアブレーションは少し前までは大手術と考えられていましたが，技術の進歩や多くの臨床経験により成績が向上し，治療できる施設が増えています

1 治療に必要な患者情報

1）AFの分類

AFに関する患者情報はとても大切です．AFは**表1**のように大きく4つのタイプに分類されます．この**分類がとても大事**で，発作性と非発作性ではアブレーション成績が大きく異なるため，必ず確認します．

2）確認すべき情報（AF情報・併存疾患・内服薬）

表2にチェックリストとしてまとめました．

初発年齢，最近の発作頻度や持続時間，自覚症状の有無，電気的除細動（DC）や薬剤によるAF停止効果などは確認しましょう．

$CHADS_2$スコアやHAS-BLEDスコアの因子に含まれる疾患の確認は必須ですが，AFが起こる原因となる循環器疾患や，甲状腺機能亢進症，睡眠時無呼吸症候群

表1 心房細動（AF）の分類

分類		定義
発作性		7日以内に自然に停止する
非発作性	持続性	7日以上自然停止しない 1年未満持続する
	長期持続性	1年以上持続する
	永続性（慢性）	治療で止められない

(SAS) なども確認しましょう．特にBMI 25以上の体格がよい患者は，SASを高率に併発しているため事前に確認します．

その他，飲酒量や心エコー図の左房径と左室駆出率も重要です．

2 アブレーション前に必要な検査

1）侵襲性の低い検査

12誘導心電図，血液検査，胸部X線，心エコー図，24時間ホルター心電図などの一般的な検査を行います．

採血では，上記疾患の併発を精査する目的で，貧血や感染の有無，甲状腺機能，造影剤を使用するにあたり腎機能，アルコール摂取による肝機能障害の有無やBNP値をみます．

2）侵襲性の高い検査

通常，**経食道心エコー図**（図1）や造影**心臓CT**検査を治療前に行います．これらの検査は心房内（左心耳内）の血栓を確認できるため，**脳梗塞予防**につながります．さらに，造影心臓CT検査は，心房や肺静脈の大きさを測定でき，アブレーションの際に用いる3次元システムと融合（マージ）することで，詳細な位置情報も得られます．

脳梗塞の危険がある例や既往例では，頭部MRI/MRAもしくはCTを行いましょう．

表2 治療前チェックリスト

初発年齢		（　　　　）歳　　　　　年　　　月		
心房細動（AF）情報		□自覚症状あり　□発作頻度：　　回/		
CHADS₂スコア　　　点		□心不全の既往　□高血圧　□高齢者 □糖尿病　□塞栓症の既往/一過性脳虚血発作		
併存疾患	循環器	□虚血性心疾患　□弁膜症　□心筋症 □末梢動脈疾患　□ペースメーカ　□開心術後		
	呼吸器	□気管支喘息　□睡眠時無呼吸症候群		
	その他	□甲状腺疾患　□貧血　□肝機能障害 □腎機能障害　□透析　□BMI≧25		
	感染症	□HBV　□HCV　□梅毒　□HIV		
左房径（心エコー図）		□左房拡大あり　　LAD：　　mm □左室機能低下あり　EF：　　%		
嗜好品		□酒　　　　　□煙草　　　本/日		
抗血栓薬		□抗凝固薬あり：　　　□抗血小板薬あり		
抗不整脈薬/徐拍化薬剤		□あり（　　　　　　　）　□なし		

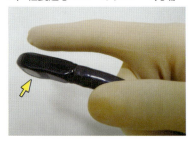
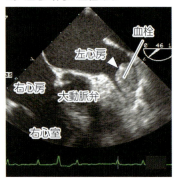
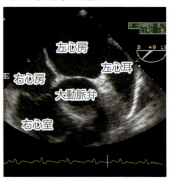

図1 経食道心エコーとエコー図像

3 アブレーション時に必要な薬剤

使用頻度の高い薬剤（静注薬）を表3にまとめました．

1）アブレーション前に使用する薬剤

血栓予防や薬剤による出血や臓器障害などの副作用を確認する目的で，AFアブレーションを受ける患者には，**治療約1カ月前から抗凝固薬**を服用させます．

2）アブレーション中に使用する薬剤

アブレーション中は，この治療で最も大切な**ヘパリンナトリウム（ヘパリン）**を使用します．活性化全血凝固時間（ACT）350以上を常に維持させながら，持続投与もしくは適宜静注します．

また，AFアブレーションは長時間に及ぶことがあり，たいていの施設では深鎮静下に行います．表3にある**鎮静薬**と**鎮痛薬**をいくつか合わせて使います．

施設によっては，AFの誘発および肺静脈隔離後の肺静脈−左心房間の伝導再開の確認目的に，ATP製剤（アデホス）やイソプロテレノール（プロタノール®）を

表3 アブレーション時に使用する静注薬

アブレーション時に使用する主な薬剤		目的	使用頻度	使用する疾患
ヘパリンナトリウム	ヘパリン	血栓形成予防	◎	すべて
プロタミン硫酸塩	プロタミン	ヘパリン中和剤	○	すべて
イソプロテレノール	プロタノール®	不整脈誘発	○	すべて
ATP製剤	アデホス	再伝導確認	◎	SVT, AF
アトロピン	硫酸アトロピン	副交感神経遮断	○	すべて
フェニレフリン	ネオシネジンコーワ	血圧上昇	◎	AF
ノルアドレナリン	ノルアドリナリン®	血圧上昇	○	AF
デクスメデトミジン塩酸塩	プレセデックス®	鎮静薬	◎	AF
プロポフォール	ディプリバン®	鎮静薬	○	AF
ミダゾラム	ドルミカム®	鎮静薬	○	AF
ブプレノルフィン塩酸塩	レペタン®	非麻薬性鎮痛薬	○	すべて
ペンタゾシン	ソセゴン®	非麻薬性鎮痛薬	○	すべて
フェンタニルクエン酸塩	フェンタニル	麻薬性鎮痛薬	○	AF

SVT：リエントリー性上室頻拍

使用することがあります．

3）万一のために準備しておく薬剤

　鎮静あるいは，ATP製剤やイソプロテレノール高用量負荷による影響で，血圧が低下することがあり，フェニレフリンの持続投与や単回静注することがあるので準備しておくとよいでしょう．

　また，直前まで投与した抗凝固薬とヘパリンナトリウムの使用により止血困難になることがあるので，治療終了時にプロタミン硫酸塩（プロタミン）で中和することがあります．

4 準備しておく電極カテーテル・シース

　施設（地域）により使用できる電極カテーテルやシースの本数は異なります．

　表4，5に準備するものをまとめました．一般的に，右足の付け根にある大腿静脈をメインに使用し，そこに3～4本，冠静脈洞内に電極カテーテルを留置するために内頸静脈（鎖骨下静脈，大腿動脈）から1本，そして，血圧モニタリング目的に橈骨動脈もしくは大腿動脈から1本，シースという血管にカテーテルを出し入れする直径2～3 mmの医療器具を挿入します（図2）．

　主な治療は左心房内で行われるため，長いタイプのシース（63 cm）を2～3本使います．

表4 準備するカテーテル

カテーテルの種類	大きさ（Fr）	留置する場所	数量
アブレーションカテーテル	7〜8	左心房	1
リング状電極カテーテル	7	肺静脈	1〜2
電極カテーテル	5	右心室もしくは右房側壁	1
冠状静脈留置用電極カテーテル	5〜6	冠静脈洞	1
温度モニタリングカテーテル	7〜10	食道	1

1 Fr = 0.33 mm

表5 準備するシース

シースの種類	大きさ（Fr）	留置する場所	数量
ロングシース（長さ：63 cm）	8〜8.5	大腿静脈	2〜3
ショートシース（長さ：10〜11 cm）	4〜5	大腿，内頸，鎖骨下静脈・大腿動脈	1〜3

1 Fr = 0.33 mm

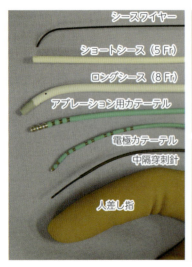
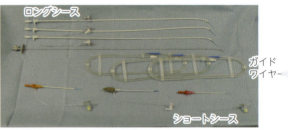
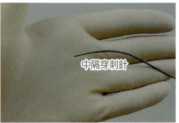

図2 電極カテーテルとシース

5 治療の簡単な流れ

Step 1 カテ室入室〜穿刺する前の準備（治療を円滑に行うために）

❶ 痛み刺激で苦痛を感じたり身体が動かないように，静脈麻酔と局所麻酔を併用します．

❷ 鎮静効果が強いと呼吸停止に至ることがあるため，酸素マスクや経鼻的持続陽圧呼吸療法（Continuous Positive Airway Pressure：**CPAP**）などの機械を装着して呼吸をサポートしながら行います．

❸ 漏斗胸や創部の有無を確認し，解剖的な異常があるか把握します．

❹ アブレーションによって，胃や横隔膜の神経，食道なども傷つけることがあるため，治療開始前に鼻から温度モニタリングカテーテル挿入します．鎮静後に挿入することが困難なため，覚醒時に挿入するのがよいでしょう．

Step 2 穿刺～アブレーション前まで

❶ AFの治療は，基本的に静脈側（右心系）からアプローチするため，右大腿静脈にシースを留置します．

❷ 肺静脈が開口する左心房側がAF発現の直接原因であるため，右心房側の心房中隔に専用の針を刺して左心房側へカテーテルを導きます．この方法を心房中隔穿刺法（またはブロッケンブロー法）といいます（図3）．

❸ 心房中隔穿刺に成功したら，ガイドワイヤーを先行させ，足から挿入したロングシースを左心房内に留置します．

❹ 少量の造影剤（25～30 mL）を用いて，左心房と肺静脈の形状，大きさ，位置関係などを確認してから治療に入ります．

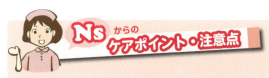

Nsからのケアポイント・注意点

舟橋美保

　入室時からアブレーション開始までがとても重要です．治療直前の患者は程度の差こそあれ，不安でいっぱいなので，看護師がゆっくり丁寧に説明しながら作業してください．

　時間を要するAFアブレーションは，深鎮静を行い，いくつもの薬剤を使用するため，末梢に2本ラインを確保しましょう．治療中に覚醒すると，四肢や体幹がかなり動くため，しっかり抑制することが大切です（※医師が事前に患者へ説明し抑制の承諾を得ていることが前提です）．

　鎮静した後は，声かけ，睫毛反射やBISモニターで鎮静の深さを適宜確認します．深鎮静により呼吸抑制に至ることもあるので，バックバルブマスクのスタンバイは必須です．サチュレーションや胸の上下運動を定期的に確認しましょう．血圧はマンシェットによる定期的な測定と圧ラインによる常時血圧をチェックします．尿量も大切で，長時間に及ぶ場合は負荷した点滴量と尿量を医師に報告しましょう．

　稀に，イソジン消毒による皮膚障害も生じることがあるため，ワセリンなどで保護することも大切です．

A）心房中隔穿刺前（LAO 60°）

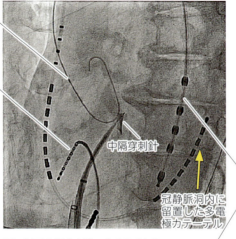

- 上行大動脈に留置したガイドワイヤー
- ヒス束に留置した電極カテーテル
- 中隔穿刺針
- 冠静脈洞内に留置した多電極カテーテル
- 鼻から食道に留置した温度モニタリングカテーテル

B）心房中隔穿刺後（LAO 60°）

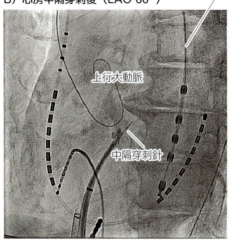

- 上行大動脈
- 中隔穿刺針

図3　心房中隔穿刺（透視像）
針先からフラッシュした造影剤が心房中隔にpooling & tentingしている

Step 3 アブレーションの実際

❶ ロングシースを介してリング状の電極カテーテルを上（下）肺静脈に留置します（図4）．

❷ その周囲を囲むようにアブレーションカテーテルを動かし，4本の肺静脈をアブレーション（肺静脈隔離：PVI）します．

A) 透視像

多電極カテーテル
右内頸静脈から挿入し，先端は冠静脈洞，尾部は右心房および上大静脈に留置した

電極カテーテル
右房側壁に留置した

温度モニタリングカテーテル
鼻から食道に留置した

リング状の電極カテーテル
左側上下肺静脈入口部に留置した

アブレーションカテーテル
冠静脈洞内に留置した多電極カテーテル

ロングシース
左心房までの距離が遠いため使用した

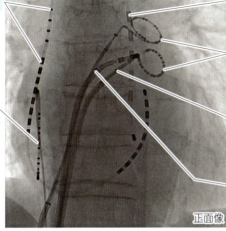

正面像

B) イメージ図

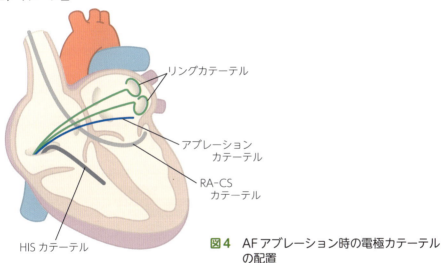

リングカテーテル

アブレーションカテーテル

RA-CSカテーテル

HISカテーテル

図4 AFアブレーション時の電極カテーテルの配置

❸ 心房と接触するあたりの食道にアブレーションカテーテルを留置して，透視で食道の位置とアブレーションカテーテル先端の位置関係を確認しながら治療を行います．

❹ 円滑かつ安全に治療を行う目的で，肺静脈の走行が3次元的に構築できる3次元マッピングシステム（**第3章-B**参照）を使用します．

Step 4 アブレーション中の電位の見かた 〜難渋した場合のコツ

❶ 治療前から AF が持続している，もしくは AF の発現部位を確認してから行う場合は，アブレーションする部位は解剖学的に決めることになります．一方，洞調律もしくはペーシング（※左側肺静脈の肺静脈電位は，左心耳や左心房の電位と重なるためペーシングします）下に行う場合は，電位指標にアブレーションを行います．後者の方が，短時間かつスムーズに PVI に成功します．

❷ 上肺静脈の後壁側から焼灼し，前壁側を焼灼することによって，P 波もしくはペーシング部位から肺静脈電位が少しずつ遅れていきます（図 5 ①〜④）．肺静脈の周囲をくまなく 1 周焼灼すると，遅れた肺静脈電位が突然消失します（図 5 ⑤）．

❸ 拡大隔離に成功すると，体表面心電図が洞調律，肺静脈内が AF という現象が約 10％の頻度で確認されます（図 6）．これが，AF アブレーション（PVI）の真髄です．

❹ PVI に難渋した場合は，肺静脈電位よりも早期に興奮する部位をアブレーションカテーテルで探します．リング状カテーテルは時計と同じように 1〜10 と

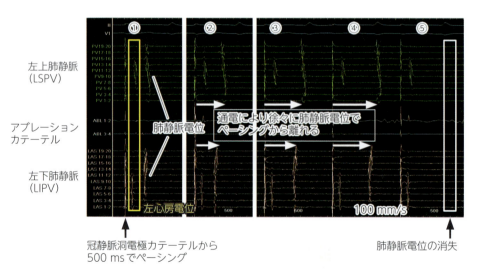

図 5　左肺静脈隔離術時の肺静脈電位の推移
肺静脈周囲へアブレーションすることで，左心房−肺静脈間の伝導が遮断されます．順調に治療がすすむと，①→②→③→④のように，真ん中にある左心房電位と一番後ろにある肺静脈電位が徐々に離れていきます．肺静脈周囲を全周アブレーションすると，完全に左心房−肺静脈間の伝導が遮断されるため，肺静脈電位が消失（⑤）します．この時点で，上下左肺静脈が同時に隔離されたことを意味します．

番号がついているため，肺静脈電位の中で最も興奮が速い番号の部位にアブレーションカテーテルの先端を近づけます．

❺ そこからは細かくカテーテルを動かして，最早期でかつ大きな肺静脈電位を見つけて焼灼すると成功につながります（図7）．

6 おおよその検査・治療時間

AFのタイプや手技方法により多少異なりますが，**治療時間は2～4時間**で，実際にアブレーションしている時間は1時間程度です．**治療後は6～8時間ベッド上で絶対安静**が必要となり，当日は半日寝ていることになります．**入院期間は4～5日**で，大事をとって治療の2日後に退院するのがよいと思います．

7 成否の判断～予後

1）成否の判断

両側の肺静脈をしっかり隔離しても，一定の割合で肺静脈-左心房間の伝導再開が生じます．PVIからの時間経過が再伝導に大きく関与するため，PVI後は最低30分以上経過観察して再伝導がないことを確認してから治療終了とします．

前述したように，ATP製剤やイソプロテレノールなどの薬剤を用いても，肺静

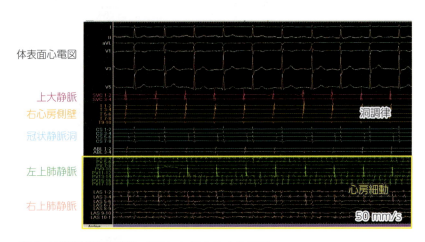

図6 両側肺静脈隔離に成功した例の心内心電図
左上肺静脈内と右上肺静脈内は心房細動が持続しているが，体表面心電図や右心房，冠状静脈洞は洞調律．

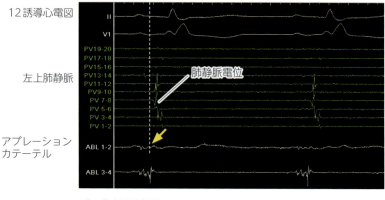

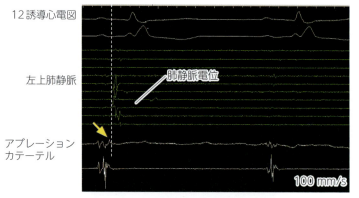

図7 治療に難渋したときの成功部位と不成功部位の違い
A) 肺静脈電位の最早期興奮部位（PV7，8－PV9，10）とアブレーションカテーテル先端が同着もしくは少し遅く，かつ電位が小さく鈍で，遠位端よりも近位の方にシャープで早期性があるため，この場所では隔離はできない．
B) 一方，肺静脈電位の最早期興奮部位（PV7，8－PV9，10）よりもアブレーションカテーテル先端（遠位）の方が早期性があり，電位が大きくシャープな電位が記録されたため，この場所では隔離に成功した．

脈－左心房間の再伝導を確認します．よって，なるべく早くPVIすることが，成功率向上にかかわってきます．

PVI直後にAFが発現しなくても，心房筋への広範囲の焼灼により術後3カ月以内は，一過性（約30％）にAFが再発することがあります．しかし，その後に発症しなければ問題ありません．

2）予後

今までのいくつかの長期成績の報告からは，**発作性で約75〜85％**，2年以内の持続性であれば，約65〜80％で根治または軽快が期待できます．1回のみでの治療成績はこれよりも低く，約30％の患者は複数回アブレーションが必要となります．

この治療がはじまって20年経過した現在，カテーテルアブレーションによる焼灼方法にはいくつかありますが，主流は肺静脈周囲の心筋を囲むように焼灼して電気的に隔離することです（両側PVI）．冷凍もしくはホットバルーンを肺静脈の入口部に押し当てて肺静脈を一気に隔離するのも基本は同じです．

日本循環器学会ガイドラインをはじめ，世界的にも発作性心房細動に対しての推奨度は高いですが，一方で永続性（慢性）心房細動への治療介入については現時点では低いとされています．

AFアブレーション後は，無症候性にAFが再発していることもあるため，抗凝固薬を中止した場合は定期的に外来でフォローし，必要に応じてホルター心電図あるいはイベント心電図などを行うことが脳梗塞や心不全予防に大切です．

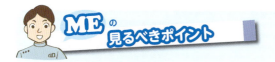

田中雅博

　AFに対するアブレーションは接する機会が多いため，心房粗動（AFL）の次に理解しやすいと思います．AFアブレーションは，ほかのアブレーションに比べて合併症の頻度が多いので，治療に集中している医師よりもMEからの多角的な目線が役立ちます．

　見落としがちなのが，左右上肺静脈の天蓋部（roof）領域への通電時に起こる房室ブロック（徐脈）です．特に，左上肺静脈天蓋部（roof）への通電中は，冠静脈洞からペーシングをしているため見逃されることがあります．また，上大静脈（SVC）隔離時に多いとされる横隔神経麻痺ですが，右上肺静脈の上前への通電中に発生することがあるので，肺静脈の奥側で通電していないかを確認してください．

第4章 いざカテ室へ！典型例から学ぶアブレーション

2 心房粗動（AFL）

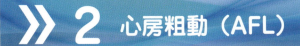

小池秀樹

Point

① まずは下壁誘導における鋸歯状波（F波）が陰性か陽性か確認することが重要です
② 通常型心房粗動は三尖弁輪-下大静脈間解剖学的峡部（CTI）をイスムスとして三尖弁輪を反時計周りに旋回する頻拍です
③ CTIにアブレーションラインをつくることで心房粗動を治療することができます
④ differential pacingで両方向性ブロックラインを確認します

1 治療に必要な患者情報（第4章-1参照）

一般的に頻拍周期が **300 bpm前後の頻拍** を粗動と呼びます．このときの電気的興奮は規則正しく旋回（リエントリー）し，心室へも規則的に伝導します．心房と心室との伝導比をもとに1：1AFL（atrial flatter），2：1AFL，3：1AFLと呼んだりします．また，12誘導心電図の **下壁誘導（Ⅱ，Ⅲ，aVF）における鋸歯状波（F波）が陰性の場合，通常型心房細動** と判断します（図1）．通常型心房粗動は下壁誘導で陰性のF波を認め，三尖弁輪-下大静脈間解剖学的峡部（CTI）をイスムスとして，三尖弁輪を反時計周りに旋回する頻拍です（図2）．

> memo　弁輪と血管の間にある狭い空間をイスムスという．心臓には2カ所のイスムスがあり，右心房側にあるものをCTI，左心房側にあるものをMitralイスムスと呼ぶ．

3Dマッピングなどの登場により，頻拍回路が同定できるようになり，従来の分類と呼称が異なる場合もあります．例えば，マクロリエントリー性心房頻拍（AT）を非通常型心房粗動と呼ぶこともあります．本稿では，表1のように分類しました．一見すると通常型心房粗動と同じ波形を呈している心電図であっても，心臓手術後の患者さんでは術後瘢痕による心房頻拍の可能性もあり，より緻密なマッピングが必要とされます．

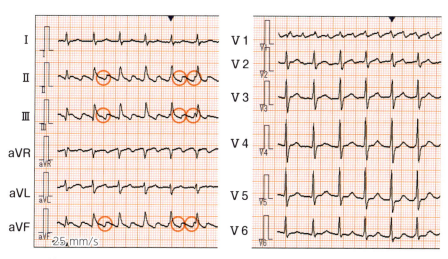

図1　通常型心房粗動
Ⅱ，Ⅲ，aVFで陰性F波を認めます（○）．2：1の心房粗動です．

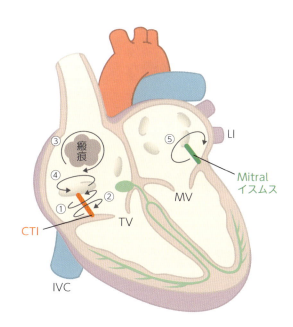

図2　イスムスと心房粗動
LI：左下肺静脈，MV：僧帽弁，TV：三尖弁，IVC：下大静脈
心房粗動は①〜⑤のようにリエントリーを生じる．

表1　心房粗動の種類

分類	名称	リエントリー	図1との対応
通常型心房粗動 (common AFL)	counterclockwise AFL	CTIを旋回	図1-①
非通常型心房粗動 (uncommon AFL)	clockwise AFL (reverse common AFLとも呼ぶ)	CTIを旋回	図1-②
	incisional AFL（AT）	手術瘢痕を旋回	図1-③
	lower loop reentrant AFL	下大静脈周囲を旋回	図1-④
	mitral AFL（AT）	僧帽弁輪を旋回	図1-⑤

表2　準備するものと留置部位

穿刺部位	シース	カテーテル	留置部位
右内頸静脈	6〜7 Fr ショートシース	10極カテーテル	冠静脈洞（CS）
右大腿静脈	8 Fr ロングシース：SL-0	アブレーションカテーテル リングカテーテル	右房〜CTI
	5 Fr ショートシース	10極カテーテル	三尖弁輪（TA）

2 アブレーション前に必要な検査
3 アブレーション時に必要な薬剤

第4章-1を参照．

4 準備しておく電極カテーテル・シース

本稿では，通常型心房粗動のカテーテルアブレーションについて説明します．**表2**に準備するものをまとめました．**右大腿静脈**にロングシースとショートシースを各1本，**右内頸静脈**からショートシースを1本挿入します．

5 治療の簡単な流れ

Step 1 AFL診断まで

❶ 右内頸静脈のショートシースより，冠静脈洞（CS）に10極の電極カテーテルを留置します（**図3**）．
　→場合によって，多極型カテーテル（BeeAT）を使用することもあります（本例ではBeeATを使用）．

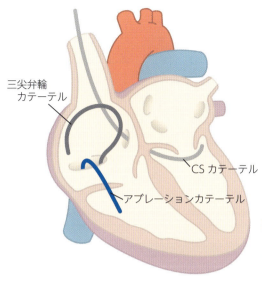

図3 AFLアブレーション時のカテーテル配置

Haloカテーテル：三尖弁輪マッピング用カテーテル

❷ 右大腿静脈のショートシースより，三尖弁輪（TA）に10極の電極カテーテルを留置します．

❸ 心内心電図のシーケンスを確認します．通常型心房粗動であればCSカテーテルは入口部→遠位部方向，TAカテーテルは近位部→遠位部方向に興奮が伝導しています（図4C）．

❹ 3Dマッピングシステムを併用している場合は，ロングシースから右房内にアブレーション用カテーテルを挿入しマッピングを試みます．アブレーションカテーテルではマッピング時間がかかるため，リングカテーテルなどの多極マッピングカテーテルを使用する場合もあります．
→3Dマッピングでは，各電位のポイントをとることでサイクルをフルカバーできているかどうかオートで確かめることが可能です．

❺ 復元周期（PPI）を各部位（CTI，CS遠位側，CS近位側など）から測定し，ペーシング部位が回路上にあるかどうかを確認します（図5）．回路上であれば，PPIと頻拍周期（CL）が一致します（**第3章-A-2**参照）．

❻ カテーテルで電位をマッピングしていきます．乱雑なカテーテル操作をすると，頻拍が停止したり，頻拍周期を変えてしまうことがあり，丁寧なカテーテル操作が求められます．

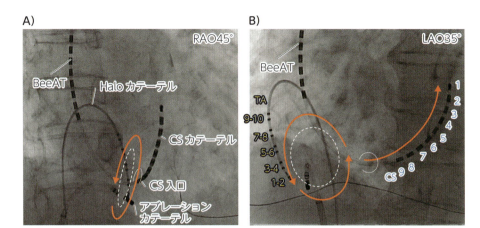

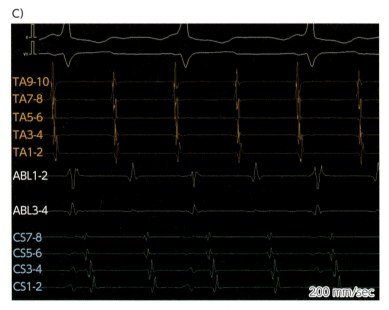

図4 通常型心房粗動の心内心電図とカテーテル位置

A, B) ⚬⚬⚬ が三尖弁輪 (TA), ══ が冠静脈洞 (CS) 入口部を示しています. ➡ が頻拍の伝導を示します. また, アブレーションカテーテルは弁輪部に留置されており, 心内心電図 (C), ABL1-2でA電位とV電位が記録されています.

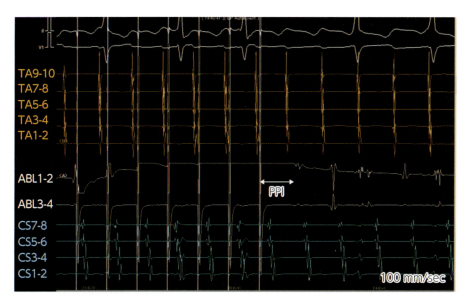

図5 CTIからのPPI
アブレーションカテーテルをCTIに留置しそこからPPIを測定しました．ペーシング中の頻拍周期はペーシングレートとなっており，エントレインメントされています．エントレインメント後のPPIと頻拍のCLがほぼ一致し，CTIが回路に含まれることが示唆されます．

> **advice**
> ・有効なコンタクトを得るために，アブレーションカテーテルがCSのカテーテルの下をくぐっていることを確認することが重要です（図4）．
> ・カテーテルの固定が不安定な場合があり，その場合は側壁側ないしは中隔側へブロックラインを変更します．その際，左斜位（LAO）の透視像を用いると，カテーテルの方向を確認することができます．まずは，LAO像でカテ先を6時〜7時の方向に固定しながら引いていくとよいかもしれません．

Step 2 アブレーション

1. 回路が同定でき，通常型心房粗動と診断ができたら通電を開始します．
   → アブレーションカテーテルは主に，8 mmチップカテーテルないしはイリゲーションカテーテルを用います．
2. アブレーションカテーテルをまずは右室に留置します．カテーテルをしっかりと曲げ，心筋にコンタクトさせます．
3. そのまま，ゆっくり引いてくると，アブレーション電位に心房波（A波）と心室波（V波）が記録できるようになります．A波とV波が同時に測定できるポイントが弁輪であり，そこから通電を開始します．

❹ 通電を開始し，心筋にしっかりとしたコンタクトが維持できているか透視などで確認しながら，アブレーションカテーテルをゆっくり引いていきます．

❺ アブレーションカテーテルが下大静脈にまで達するとカテ先が落ち込むのが透視で確認できます（**動画**参照）．その瞬間に通電を中止します．また，下大静脈までアブレーションカテーテルをひくと，電位が記録できなくなるため，心内心電図からもカテーテルの位置を推察することができます．

[動画]
※通信料がかかります

> **advice** **トラブルシューティング：頻拍の停止とブロックライン**
> ①心房粗動中の通電により，ライン形成に至る前に頻拍が停止することがあります．その場合は，CS近位部（入口部）からペーシングを入れてもらい，ブロックラインができているかどうかを確認します．
> ②頻拍の停止とともにライン形成が完成しているケースもありますが，たいていは，ブロックラインが不十分なことが多いです．頻拍が停止しても，通電を中止せず，ブロックラインの完成が確認できるまで通電を続けます．

Step❸ ブロックラインの完成と両方向性ブロックの確認

❶ 頻拍が停止し洞調律に復した場合，CSカテーテル近位部（入口部）からペーシングを入れてもらいます．

❷ ブロックラインが不十分だと，Haloカテーテルのシーケンスが図6（⇒）のようになります．ブロックラインが完成すると，Haloカテーテルの遠位端の電位が遅れ，シーケンスが変化します（図6）．

❸ しかし，これだけでは，一方向性ブロックしか確認できないため，**differential pacing**という手法を用いて両方向性ブロックを確認します（図7）．

> **memo** **differential pacing**
> 三尖弁に留置したカテーテルの先端と中央部から異なる部位でペーシングを入れることで，ブロックラインを確認する方法です（step3❹～❼を参照）．

❹ **differential pacing Ⅰ**：Haloカテーテルの遠位端からペーシングをします．ペーシングからCSカテーテル近位部の興奮時間（間隔：図7A）を測定します．

❺ **differential pacing Ⅱ**：次にHaloカテーテルの中間部からペーシングをします．同様にペーシングからCSカテーテル近位部の興奮時間（間隔：図7B）を測定します．

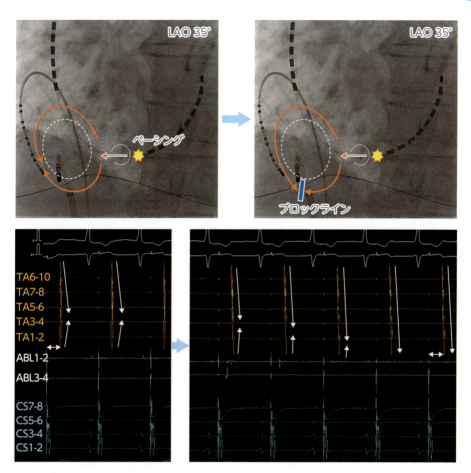

図6 ブロックラインの作成
ブロックラインが完成しつつあるとTA1-2の電位が徐々に遅れてきます．
そして，ブロックラインが完成するとTA1-2の電位が一番遅くなり，アブレーションカテーテル上ではダブルポテンシャルが記録できるようになります（図8）．

❻ differential pacing Ⅲ：**ブロックラインが完成**していると，興奮が遠回りをするので，当然**A＞B**となります．この状態を両方向性ブロックといいます．逆に**一方向性のみのブロックやブロックライン自体が不完全**だと，焼灼したブロックラインを通り抜け，CS近位部が興奮するため，**AとBに差がなくなります**．

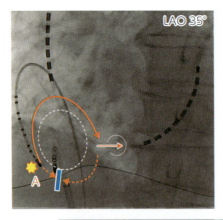
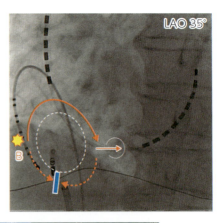
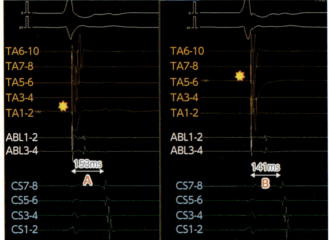

図7 differential pacing

TAカテーテルの遠位端（A）と中間部（B）の2カ所でペーシングを行ったところ，ペーシング刺激がCS7-8に到達するまでの時間に差が生じた．ブロックラインが完成していると，このように到達時間に差が生じる．

> **advice** アブレーションカテーテルをブロックラインに留置するとブロックラインに沿ってダブルポテンシャルが観察できます．これは，ブロックラインが形成され，ブロックラインの内側と遅れて興奮した外側の電位が記録されるからです．ダブルポテンシャルの幅が≧100 msだとしっかりしたラインができていると推察できます（図8）．

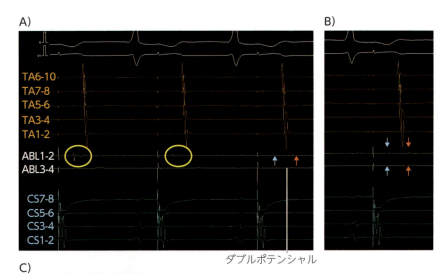

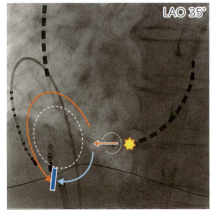

図8 ダブルポテンシャルとブロックライン

一見TA1-2が遅れて，シーケンスからもブロックラインが完成しているように見えますがアブレーションカテーテル上にTA1-2よりも早期に興奮する局所電位（◎）が残存しています（A）．通電を継続したところ，アブレーションカテーテル上の電位が割れ，ダブルポテンシャルを記録できました（B）．これでブロックラインが完成したといえます（C）．

6 おおよその検査・治療時間

　通常型心房粗動であれば，**1時間前後の治療**となります．静脈穿刺のみなので，安静時間も**2〜4時間前後**です．

7 成否の判断 〜予後

　両方向性ブロックの確認ができていれば，再発のリスクは少ないと考えます．その場合は95〜99％の根治が期待できます．一方，術後心房粗動など，非通常型心房細動は別の回路で再発することがあり，注意が必要です．また，心房粗動があ

ると，その後心房細動が出現することもあり，心房細動への注意も必要です．

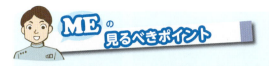

田中雅博

　differential pacingの際などは複数の箇所で計測を行い，一定してペーシングが乗っているかどうか確認する必要があります．また，Haloカテーテルの留置部位によっては，測定に誤差が生じ，ブロックラインができているにもかかわらず，differential pacingに差が生じないこともあり，適切なカテーテル留置が大切になってきます．

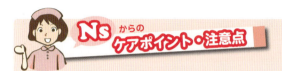

清水亜矢子

　心房粗動のアブレーションは覚醒下で手技が行われることが多いです．そのため，三尖弁線状焼灼中に患者さんが，疼痛を訴えるケースが多いです．通電が開始されたら，適宜患者さんの様子をより注意深くケアしていくことが重要です．

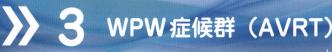

3 WPW症候群（AVRT）

木下利雄

Point

① WPW症候群では副伝導路の存在部位によって準備するものが異なるため，事前準備が重要です
② アプローチ方法によってカテーテルの配置や操作性が変わってくるため，それぞれの特徴をよく知ることが必要です

1 治療に必要な患者情報

1）WPW症候群の分類

WPW症候群の分類は，まず副伝導路の順行伝導の有無により，**顕性**と**潜在性**に大きく分類されます．顕性WPW症候群ではデルタ（⊿）波を認め，12誘導心電図上の⊿波の極性により，副伝導路の存在部位を推定します（**図1**，**付録**①-**3参照**）．その結果により，事前に必要な準備や治療の成功率が大きく異なるため，12誘導心電図から副伝導路の存在部位を正確に予測することが，治療成績の向上に必須となります．

2）確認すべき情報（表1）

WPW症候群は発作様式や初発年齢などに特徴があり，これらの情報を得ておくことは大変重要です．10代，20代で初回の動悸発作を経験していることが多く，頻拍発作が突然はじまり突然終わる（**sudden onset**），といった特徴があります．
心房細動の合併や患者の職業など患者背景や既往により，アブレーション適応を判断することもあります．例えば，心房細動合併により偽性心室頻拍や心室細動を起こす場合はハイリスク群とされます．公共交通機関の運転手など，業務内容が人命にかかわる場合，ハイリスク群ではClass Ⅰのアブレーション適応とされています（**第2章-4参照**）．

A）洞調律時にデルタ波を呈する

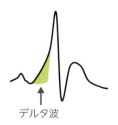

C）副伝導路の好発部位

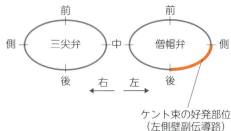

B）WPW症候群の電気の流れ

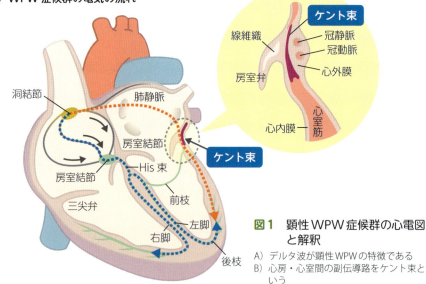

図1　顕性WPW症候群の心電図と解釈

A）デルタ波が顕性WPWの特徴である
B）心房・心室間の副伝導路をケント束という
C）ケント束の好発部位は左側壁である

表1　治療前チェックリスト

頻拍発作様式	□sudden onset　　□warm up & cool down
動悸発作の有無	□自覚症状あり　　□発作頻度：＿＿回/
初発年齢	＿＿歳　　＿＿年　＿＿月
心房細動の有無	□心房細動あり
併存疾患	□虚血性心疾患　□弁膜症　□心筋症　□ペースメーカ □開心術後　□末梢動脈疾患 □気管支喘息　感染症：□HBV　□HCV　□梅毒　□HIV
職業	

sudden onset：突然はじまり，突然終わる頻拍発作様式
warm up & cool down：徐々に速くなり，徐々に遅くなる頻拍発作様式

2 アブレーション前に必要な検査

1）侵襲性の低い検査

　　12誘導心電図，血液検査，胸部X線，心エコー，24時間ホルター心電図などの一般的な検査を行います．特に，12誘導心電図では洞調律下での副伝導路の推定や，頻拍下でのほかの上室頻拍の鑑別などが重要です．

　　ホルター心電図での頻拍発作様式の確認やほかの不整脈合併の確認も必要です．

2）侵襲性の高い検査

　　左側の副伝導路が予想される場合は，左房へのアクセスが必要となり，心房細動を合併している場合は，心房内血栓確認のため**経食道心エコー**を行います．

3 アブレーション時に必要な薬剤

　　使用頻度の高い薬剤（静注薬）は**第4章-1表3**も参照してください．

1）アブレーション中に使用する薬剤

　　手技中は，血栓形成予防のため，ヘパリンナトリウム（ヘパリン）の静注を行い，活性化全血凝固時間（ACT）250秒以上を維持させます．

　　EPSではATP製剤（アデホス）を使用し，房室結節伝導を途絶させ，副伝導路を顕在化させ，ほかの上室頻拍との鑑別を行ったり，副伝導路離断後の伝導再開の確認を行います．またイソプロテレノール（プロタノール®）を用いて，副伝導路の伝導再開を確認します．

2）万一のために準備しておく薬剤

　　手技終了後の圧迫止血が困難なときや，心タンポナーデなど出血性合併症が発生したときには，ヘパリンナトリウムの中和目的に，プロタミン硫酸塩（プロタミン）を使用します．また穿刺時や焼灼時の痛みが強く，患者の不安が大きいときにはフェンタニルクエン酸塩（フェンタニル）やデクスメデトミジン塩酸塩（プレセデックス®）を適宜使用します．

4 準備しておく電極カテーテル・シース

　　副伝導路の存在部位により，アプローチ使用するカテーテルが異なります（**表2, 3**）．**図2**に左側副伝導路および右側副伝導路に対するシステムの例を示します．大きな違いとしては，右側副伝導路では，三尖弁輪に沿って電極カテーテルを留置する必要があるため，20極HaloカテーテルやEP star Snake 20極カテーテルを用いて，三尖弁輪周囲を広範囲かつ密にマッピングします．アブレーションカテーテ

表2 アプローチ別の特徴

	経大動脈アプローチ	経心房中隔アプローチ
弁接着部位	弁下	弁上
利点	・カテ先の固定がよい ・安定した深い焼灼が可能	・カテーテルの操作性がよい ・大動脈および大動脈弁疾患でも施行可能 ・静脈穿刺のため術後安静時間が短い
欠点	・カテーテルの操作性が悪い ・大動脈および大動脈弁疾患では**禁忌** ・動脈穿刺のため術後安静時間が長い	・カテ先の固定が悪い ・不安定になり深い焼灼に難渋することあり

表3 準備するカテーテルとシース

A) 左側副伝導路・経心房中隔アプローチ（図2A）

穿刺部位	シース	カテーテル	留置部位
右内頸静脈	7 Fr ショートシース	10〜20極カテーテル	冠静脈洞（CS）
右大腿静脈	5 Fr ショートシース 5 Fr ショートシース 5 Fr ショートシース	4極カテーテル 4極カテーテル 4極カテーテル	高位右房 ヒス束 右室心尖部
右大腿静脈	8 Fr SL-0 ロングシース	アブレーションカテーテル	

B) 右側副伝導路（図2B）

穿刺部位	シース	カテーテル	留置部位
右内頸静脈	7 Fr ショートシース	10〜20極カテーテル	冠静脈洞（CS）
右大腿静脈	5〜6 Fr ショートシース 5 Fr ショートシース 5 Fr ショートシース	10〜20極カテーテル 4極カテーテル 4極カテーテル	三尖弁輪 ヒス束 右室心尖部
右大腿静脈	8 Fr SL-0 ロングシース	アブレーションカテーテル	

C) 左側副伝導路・経大動脈アプローチ（図3）

穿刺部位	シース	カテーテル	留置部位
右内頸静脈	7 Fr ショートシース	10〜20極カテーテル	冠静脈洞（CS）
右大腿静脈	5 Fr ショートシース 5 Fr ショートシース 5 Fr ショートシース	4極カテーテル 4極カテーテル 4極カテーテル	高位右房 ヒス束 右室心尖部
右大腿動脈	8 Fr ロングシース	アブレーションカテーテル	

ルは，経心房中隔で弁上アプローチとするか，経大動脈で弁下アプローチとするかで，準備するべきシースや物品が異なるので，事前にどちらが適しているかを，症例ごとに検討しておくことが重要です．

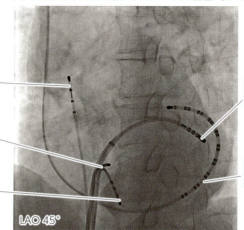

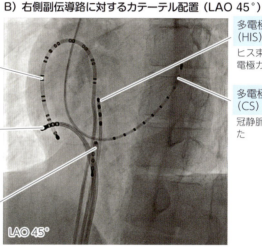

図2 WPW症候群のカテーテル配置

5 治療の簡単な流れ

Step 1 カテ室入室〜穿刺する前の準備（治療を円滑に行うために準備）

❶ 通常は意識下で穿刺部の**局所麻酔**のみを使用して手技を行います．

❷ 心房細動を合併する顕性WPW症候群では，手技中に偽性心室頻拍・心室細動を引き起こす可能性があるため，除細動パッチを貼付して，いつでも除細動が可能な状態にしておきます．

| Step 2 | **穿刺〜アブレーション前まで**

ここでは**左側伝導路**に対するアブレーションを解説します．

❶ EPSは通常，右心系にカテーテルを配置するので，右大腿静脈へシースを挿入します．アブレーションカテーテルを経大動脈的にアプローチする場合は，大腿動脈の穿刺も行います．

❷ 一般的な電極カテーテルの配置を**図2A**に示します．左側副伝導路では高位右房，ヒス束，右室心尖部に配置し，冠静脈洞へは10〜20極電極カテーテルを配置します．アブレーションカテーテルは経心房中隔的に弁上アプローチを行っています（**図2A**）．

→右側副伝導路では高位右房ではなく三尖弁輪周囲へ多極電極カテーテルを配置し，ヒス束，右室心尖部，冠静脈洞は左側副伝導路の場合と同様です（**図2B**）．中隔副伝導路では冠状静脈洞入口部から三尖弁輪6時方向までカバーできるようにHaloカテーテルなど多極電極カテーテルを使用するとよいでしょう．

❸ 潜在性WPW症候群のEPSでは，房室結節リエントリー性頻拍や心房頻拍などの上室頻拍症との鑑別を要します（**第4章-4参照**）．

❹ 経大動脈的に副伝導路へアプローチする場合は弁下アプローチ（**図3**）で焼灼を行い，経心房中隔的にアプローチする場合は弁上アプローチ（**図2A**）で焼灼を行います．

→一般的に，弁下アプローチでは固定は良好ですが，操作性はやや難しいケースがあり，動脈穿刺を要するというデメリットがあります．弁上アプローチでは

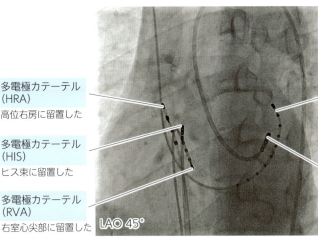

多電極カテーテル（HRA）
高位右房に留置した

多電極カテーテル（HIS）
ヒス束に留置した

多電極カテーテル（RVA）
右室心尖部に留置した

多電極カテーテル（CS）
冠静脈洞内に留置した

アブレーションカテーテル（ABL）
経大動脈アプローチにて左側ケント束に配置した

図3 左側副伝導路に対する経大動脈アプローチ

操作性が容易で，左室側の広い範囲で副伝導路へのアプローチが可能です．また，高度の動脈硬化症例や大動脈弁置換後，著明な左室肥大症例などで有効です．デメリットとしては固定がやや難しいことと，心房中隔穿刺法を習熟していなければなりません（図4）．

Step 3 アブレーション中の心内心電図の見かた

ここでは最も頻度の高い，左側壁副伝導路に対するアブレーションの心内心電図について説明します．

❶ 顕性WPW症候群の場合

顕性WPW症候群における至適通電部位の指標として，以下のポイントをチェックします（図5）．
- 房室伝導時間の短縮（30〜40 ms以下）
- 副伝導路電位（ケント電位）記録部位
- 単極誘導でのPQSパターン

❷ 潜在性WPW症候群の場合

潜在性WPW症候群では順行性の副伝導路伝導はありませんので，心室ペーシング中，あるいは頻拍中に副伝導路電位（ケント電位）が記録できる部位をマッピングします（図6）．

❸

アブレーションカテーテル上で心房・心室電位比がほぼ1に等しくなる，すなわち弁輪部で記録することが治療成功の鍵となります．通電は通常20〜30 Wで行い，成功通電部位では5〜10秒以内で副伝導路の離断が得られます．

> **advice　容易に副伝導路の離断が得られない場合**
>
> 副伝導路の斜走や複数副伝導路の存在，心外膜側副伝導路などが考えられます．斜走や複数副伝導路に対しては，広い範囲に対する多数回の通電を要することがあります．心外膜側副伝導路では，好発部位の後中隔や冠静脈洞入口部，中心静脈からの通電を要する場合があります．

6 おおよその検査・治療時間

最も頻度が高く，典型的な**左側壁副伝導路では通常40〜60分程度**で治療が終了します．しかし，副伝導路の存在部位や斜走の有無，複数副伝導路の存在などで所要時間は大幅に変わります．

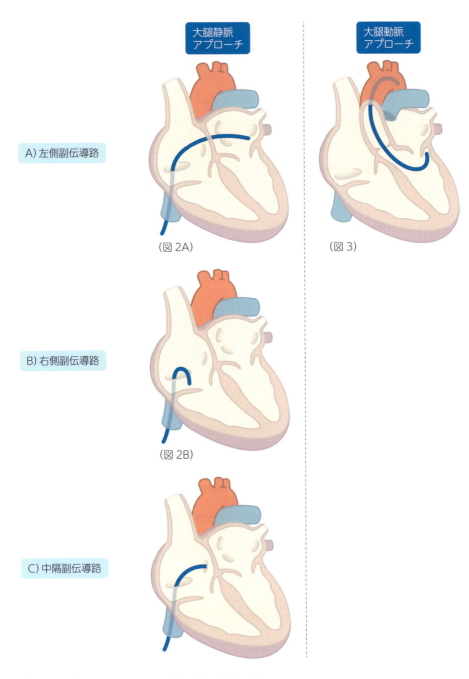

図4 アブレーションカテーテルのアプローチ

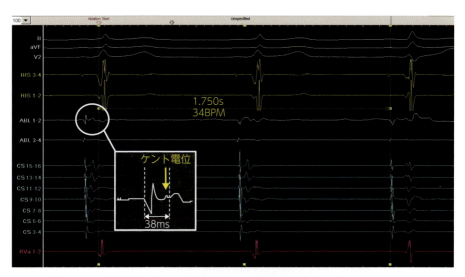

図5 顕性WPW症候群における至適通電部位の心内電位
図2Aの症例．経心房中隔的に弁上アプローチでマッピング行い，CS7-8，9-10間へのページングでABL1-2にケント電位を補足した．A-V間隔は38 ms．同部位での通電で，約1.8秒でケント束離断に成功した．

7 成否の判断〜予後

　副伝導路はイソプロテレノール負荷やATP製剤負荷，時間経過などで再伝導を認めるため，離断から**最低15分**は経過をみて，イソプロテレノール負荷（ベースの心拍数の約20％増加程度）を行い，副伝導路の再伝導を確認します．ATP製剤急速静注時は，心室ペーシング下で行い，房室結節の逆伝導が途絶すること，副伝導路の逆伝導が出現しないことを確認します．

　順伝導は心房ペーシング下にATP製剤を急速静注し，房室結節伝導が途絶えたところで副伝導路の順伝導が出現しないことを確認し，必要があればバックアップで心室ペーシングを行います．

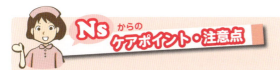

河野幸子

　WPW症候群のアブレーションは通常，鎮静は使用せず，意識下に行います．比較的若年の患者さんが多く，過度な緊張により，安静の保持や不整脈の誘発に困難をきたす場合がありますので，鎮痛のほか，声掛けをして不安の軽減をはかることが大切です．痛みに対する不安が強い場合はリドカイン・プロピトカイン配合クリーム（エムラ®クリーム）を事前に穿刺部へ塗布しておくのも有効です．また，ATP製剤や造影剤など，使用時に不快感を伴う薬剤を使用することも多く，その都度患者さんへの声掛けを行うことが重要です．

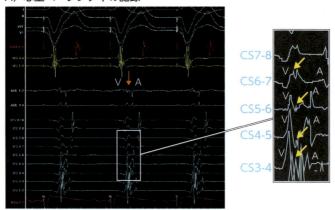

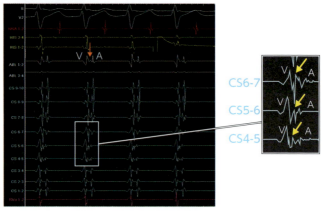

図6 潜在性WPW症候群における至適通電部位の心内電位
⇨：CS4-5,CS5-6,CS6-7に認める副伝導路電位（ケント電位）．
→：CS4-5,CS5-6に留置したABL1-2で補足した心室波から連続する心房波．
同部位での通電で，ケント束離断に成功した．

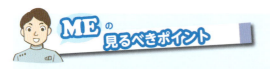

ME の見るべきポイント

峯川幹夫

　WPW症候群のアブレーションは，顕性や潜在性，副伝導路の位置，合併症の有無などにより，手法や準備する物品，合併症なども異なるため，事前の情報収集が大変重要です．心房細動を有する顕性WPW症候群では，DCパッチを事前に準備して，除細動が迅速に行える体制を整えることもあります．EPSでは，心室スキャンペーシングや心室エントレインメントペーシング，パラヒスペーシングなどの基本的な鑑別方法を習熟していることが望ましいでしょう．

4 房室結節リエントリー性頻拍（AVNRT）

湯澤ひとみ

Point

① HISカテーテルにしっかり心房電位，HIS電位を出します
② AカテーテルはHRA1-2が最早期になるようにします
③ 焼灼中逆伝導の心房波に注目し少しでも遅れがでるようならすみやかに焼灼を停止します

1 治療に必要な患者情報，検査，薬剤

第4章-3参照．

2 準備しておく電極カテーテル・シース

カテーテルは通常，高位右房（HRA），ヒス束（HIS），右室心尖部（RVa）および冠静脈洞（CS）に留置します．当院では右内頸静脈に7 Frシース1本を，右大腿静脈から8 Fr，5 Fr，5 Fr，5 Frの4本を挿入しています．

3 治療の簡単な流れ

Step 1 カテ室入室〜穿刺する前の準備（治療を円滑に行うために）

❶ 消毒する前に穿刺部位の触診をします．

❷ 穿刺部は右内頸と右鼠径で，頸部は鎖骨下まで，鼠径は対側である左側まで広く消毒をします．
　→穿刺困難な場合は，頸部は鎖骨下アプローチ，右鼠径は左側アプローチに切り替えることがあるからです．

Step 2 穿刺〜アブレーション前まで

❶ 右内頸静脈穿刺に難渋するときは右鎖骨下静脈を選択することもありますが，

鎖骨下静脈は内頸静脈に比べCSカテーテルの操作性は悪くなります．鼠径の穿刺位置は尾側すぎると動静脈瘻のリスクとなるため，皮膚線条より頭側，上前腸骨棘と恥骨結合のラインより尾側のエリアで血管にあたるよう穿刺をします．

❷ アブレーションカテーテルは8 Frシースに挿入しますが，操作がしやすいように一番頭側に8 Frシースを挿入し，尾側へかけて5-5-5 Frの順で挿入するようにします．穿刺は十分間隔をあけて行い，シース同士が過度に接近しないようにします．

Step 3-1 EPSのカテ配置

❶ 電気生理学的検査（EPS）を施行します．カテーテルの配置は図1のようになります．当院では，鼠径シース頭側からアブレーションカテーテル，HRA，HIS，RVa，内頸シースからCSへ各カテーテルを留置します．

1) **HRAカテーテル**：高位右房に留置します．まず下大静脈から右房にかけてカテーテルを挿入していくと，徐々に洞結節に近づいていくためHRA 1-2の心房電位は3-4より早く補捉されます．そのまま挿入してくとHRA 1-2と3-4が同着となり，ここが洞結節の位置になります．さらに進めるとHRA 3-4が1-2を越えますが，HRAカテーテルは1-2が速くなるように留置します．

2) **HISカテーテル**：RVaカテーテルを先に留置していればRAOでその頂点部（図1の →）をめざします．カテーテルを押したり引いたりしながら心房波と心室波を同時に捉えるよう調整をし，時計方向回転（clockwise）をかけて中隔に沿わせHIS電位を描出します．HIS電位が得られないときはカテーテルの位置が低すぎないか，きちんと中隔に沿っているかを確認します．

3) **RVaカテーテル**：右室心尖部に留置します．右房からから三尖弁を越え，弧を描くようにRVaへカテーテルを挿入し，しっかり心室波の電位がとれることを確認します．カテーテルの機械的刺激で心室期外収縮（VPC）がでることがありますのでしっかりと留置します．

4) **CSカテーテル**：頸部に挿入したシースからカテーテルを挿入し，内頸静脈から右房へと進めます．LAOで横隔膜を越えない程度まで進め，後ろ（脊椎）に向けCSへと挿入します．機械的にVPCが出てしまうようであれば，カテーテルが前を向きすぎて心室に挿入されたということです．少し引き戻しカウンター（反時計方向）をかけ後ろを向けて，再度挿入します．CSカテーテルは近位部の電極がCSの入口部近くに来るよう留置します．

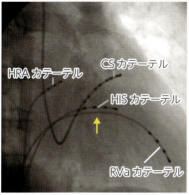 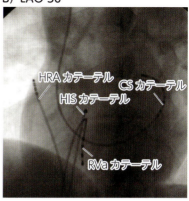

図1 AVNRTのEPSにおけるカテーテルの配置
HRA：高位右房，CS：冠静脈洞，HIS：ヒス束，RVa：右室心尖部.
HISカテーテルは ➡ で示すRVaカテーテルの頂点を狙って留置する.

Step 3-2 EPSの施行

❶ 心室期外刺激法（VPS）で室房（VA）伝導があるか，ある場合は逆伝導の心房再早期興奮部位（EAAS）を確認します．室房伝導がなければ心房頻拍（AT）の可能性が高くなりますが，β刺激薬を使用すると室房伝導が現れることがあります．

❷ EAASがCSosもしくはHIS（すなわち中隔）であれば房室結節もしくは中隔ケントを介しての逆伝導であり，弁輪であればケント束を介しての逆伝導が疑われます．

❸ さらに心房から心室への伝導（房室伝導），および室房伝導の双方について，房室結節を介するのか，副伝導路（ケント束など）を介するのか，下記の方法で鑑別します．
房室結節を介する場合は，
・**減衰伝導特性**（decremental property：房室伝導，もしくは室房伝導が期外刺激法にて徐々に伝導遅延していく）を認めます．
・ATP40 mg急速静注で房室伝導，もしくは室房伝導が途絶します．
・**傍ヒス束ペーシング**：中隔ケントが疑われる場合に行います．HISカテーテルから高出力で直接ヒス束を捕捉（捕捉されたQRSはnarrow）した際の室房伝導時間と，低出力で心室筋のみ捕捉（捕捉されたQRSはwide）した際

の室房伝導時間を比較します．高出力から低出力にした際，室房伝導時間が延長すれば房室結節を経由しているとわかります．

Step 3-3 頻拍の誘発

本稿では最も頻度の高い通常型房室結節リエントリー性頻拍（AVNRT）すなわち，slow-fast AVNRTについて述べます．非通常型は非常に多岐にわたるため成書を参考にしてください．頻拍の誘発は心房期外刺激法（APS），VPS，心房頻回刺激法（AOD），心室頻回刺激法（VOD）で行います．AVNRTはリエントリー性頻拍であり**期外刺激法にて誘発されやすい**です．

❶ **APS**では心房電位からヒス束電位に伝導するまでの時間（AH時間）が徐々に延長し，二重伝導路を有する場合にはあるポイントでAH時間が大幅に延長します．例えば**図2**は，基礎刺激S1を500 msで，期外刺激S2を300 ms，期外刺激S3を250 msで入れています（500-300-250 ms）．

次に，S3を240 msで入れたときに（500-300-240 ms）AH時間が196 msから280 msへと一気に延長しています．このように期外刺激を10 ms短縮したときにAH時間が50 ms以上延長するものを「Jump-up現象（JP）」と呼び，二重伝導路の存在を示唆します．JPは速伝導路（fast pathway）が不応期に入り伝導途絶となった結果，遅伝導路（slow pathway）に乗り換えたことにより生じる現象です（**図2**）．

→ 当院では基礎心拍数（sinus rate）にもよりますが，S1-S2を600-400 ms程度から開始し，S2を400→390→380 msと詰めていきます．JPをせず不応期に入ってしまう（AHが途絶してしまう）場合は，β刺激薬（イソプロテレノール：ISP）を使用し，心拍数を2割くらい上昇させて引き続き誘発を試みるとJPがみられることも多いです．その際のS1は心拍数に負けないように400-450 ms程度とし，S1-S2を400-280 ms前後から開始してみます．S2を200 ms程度まで詰めてもfast pathwayが途切れないときは**図2**のようにさらにS3を入れ，より厳しくfast pathwayを追い詰めていきます．

❷ **AOD**は心房からの頻回刺激法（over drive）のことです．100 ppm（pacing per minute）程度でページングを入れ（20発など），20 ppmずつ上げていきます．140 ppm前後で房室伝導はWenchebach（WB）となりさらに160 ppm，180 ppmなどと上げていくと2：1房室伝導となります．焼灼前にベースを知っておくことで房室伝導の機能を把握しておくことができます．VODは心室からのover driveで，室房伝導能を見ることができますが，**VODではAVNRTは誘発されづらい**です．

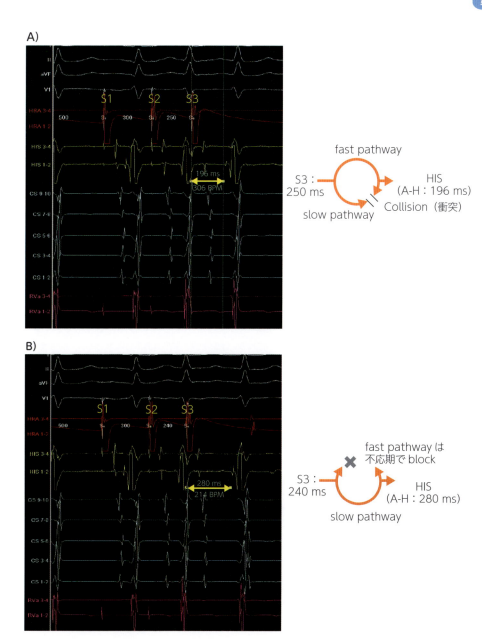

図2 Jump-up現象

APSでAH時間が延長している様子を示す．A）はfast pathwayを伝導しB）ではfast pathwayが不応期となったため，slow pathwayに乗り換えた結果，AH時間が50 ms以上延長する．

Step 4 頻拍が誘発されたら

❶ 室房伝導＜70 msの場合はAVNRTか心房頻拍（AT）を疑います．房室リエントリー性頻拍（AVRT）の可能性は低いです．
　・EAASが中隔であればAVNRT，弁輪であればAVRT，その他であればATを疑います．

❷ 次に心室からエントレインメントを入れます．
　・エントレインメント中の心房興奮順序が頻拍中と同じであれば，AVNRTもしくはAVRTとなりATは除外されます．
　・AVNRTもしくはAVRTであればエントレインメント中止後にV-A-Vとなります（図3）．ATの場合はV-A-A-Vとなります．
　・エントレインメントの最終刺激電位からPPI（post pacing interval：復元周期）を計測すると頻拍周期＋115 ms以上となります（図3）．AVRTであれば115 ms未満となります．

❸ また頻拍中，HISのタイミングでVペーシングを入れたときに，心房頻拍周期に影響を及ぼす場合は，副伝導路の存在が示唆されV scanで「Resetされた」，と言います．影響を及ぼさない場合でも副伝導路の存在は否定できませんが，AVNRTであればResetはみられません（頻拍に関与しない副伝導路が存在している場合を除く）．
再現性をもって頻拍が誘発される刺激法（例えばAPS 600-230 ms付近で頻拍が誘発される，など）**を確認しておく**ことが，治療後成功したかどうかの判断材料となるため重要です．

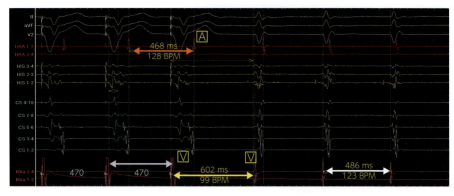

図3　心室からのエントレインメントペーシング
ペーシングサイクルを示す⇔とAA間隔を示す⇔は等間隔であり，エントレインメントできていることを示す．⇔はVのPPIを示し，⇔は頻拍周期を示す．

Step 5 **アブレーションの実際**（図4）

① アブレーションカテーテル（アブカテ）を右室に挿入し，カテーテル上の電位が心室波のみとなるのを確認します．

② 優しく中隔に添わせるイメージでclockwiseにカテーテルノントルクをかけRAOでアブカテ先端がCS入口部もしくはやや上方の高さ（図4----）になるよう保ちながら少しずつアブカテを引いてきます．

③ 引いてくるとまずアブカテ（ABL）3-4に心房電位が現れてきます．さらに引くとアブカテ先端1-2にわずかに心房電位が出はじめるので，その位置でカテーテルを固定し，HIS電位がとれていないことを確認します．アブカテの心房波はslow pathway potential（SPP）と呼ばれます．図5のようにdull→sharpなものをJackman電位と呼び，通電の指標として知られています．

④ 20〜25 W程度から通電を開始し，問題なければ30〜35 W程度まで出力をあげます．有効である場合は図6の⇨で示すjunction marchが出現します．HISカテーテルでHIS電位がよくとれているときには，AH間隔から目を離さないようにします．HIS電位がすっと前に出てくる箇所がjunction marchのはじまりで，AH間隔は短くなります（図7）．HIS電位がよく見えないときは，見やすいカテーテルでよいので，心房電位と心室電位の間隔をよく見ておきましょう（HIS電位同様，心室電位がすっと前に出てきたら

A) RAO 35°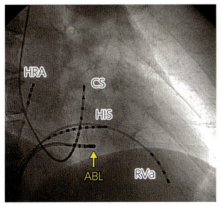

B) LAO 45°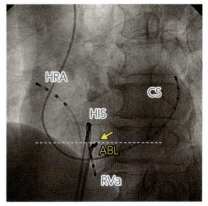

図4 焼灼に成功したアブレーションカテーテルの位置
カテーテルは----で示すCS入口部からやや上方で，LAOで中隔側向いていることがわかる．

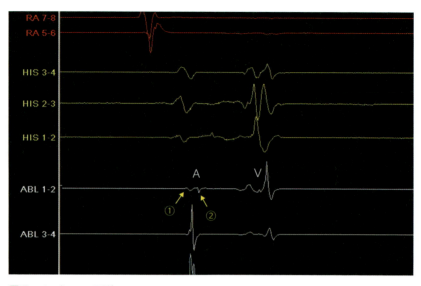

図5　Jackman電位
dullな①の電位とsharpな②の電位より構成される.

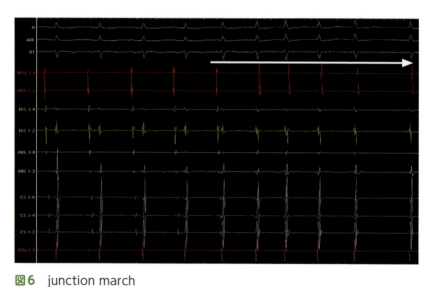

図6　junction march
⇨はjunction marchが出現している箇所を示す.

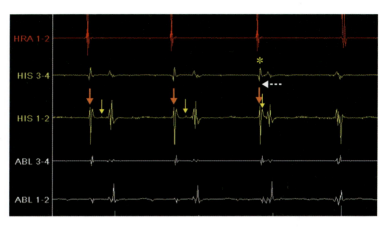

図7　junction marchの始まり
HISのカテーテルでA波（→），H電位（⇒）を示す．3拍目（✽）でHISがadvanceする箇所が捕らえられている（⇒）．

junction marchのはじまりです）．30秒通電してもjunctionが出現しないときは通電部位を変更します．junction marchが出たら気を付けなければならないのは房室ブロックをつくらないということです（Advice参照）．

❺ junction marchが出現したら焼灼の目安として抵抗値が5Ω以上下がることを目標とし，1回あたり60秒程度の通電をくり返します．

> **advice**　この手技で完全房室ブロックを回避するために最も注目すべきは，junction marchが続いているときの心房電位です．図8はjunction marchが出ている通電中の心内心電図です．3拍目までは心室電位（QRS）の直後に心房電位を認めていますが，図上に✽でマーキングをしている4拍目の箇所で心室電位から逆伝導の心房電位まで⇒で示すようにdelayが生じています．本来であればこの時点ですみやかに通電を中断する必要があります．しかしこのセッションではもう一拍みてから通電を中断するという遅れを生じたためブロックとなり，心房電位は逆伝導のものではなく洞結節からの心房電位に変化しています．判断の遅れは0.8秒ですが，ちょっとした気の緩みが合併症へとつながります．幸いにもこの症例は数分で房室伝導が回復していますが，もう少し通電していたら不可逆的な完全房室ブロックとなりペースメーカーが必要となっていたでしょう．

4　おおよその検査・治療時間

治療時間は**約2時間前後**です．時間を要する原因として，①穿刺に難渋する，②刺激中にカテーテルによる機械的刺激で期外収縮（カテA，カテVなどと呼称しま

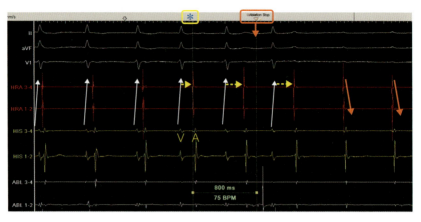

図8 通電停止の遅れ
＊印から心房電位が遅れたことがわかる．──▶で焼灼を中止したが，その後ブロックとなっている．

す）が出現し，EPSの施行が困難になる，③頻拍が誘発できない，④誘発した頻拍が維持できずEPSができない，などがあります．

5 成否の判断～予後

Step 3-3 **頻拍の誘発**で事前に確認した，頻拍が誘発できた刺激で再度誘発を行い，頻拍が誘発されなければさらにISPを使用して刺激を行います．

JP＋1 echoまではsuccessとしますが2 echo以上出現の場合は回路が残っていると判断し，追加の治療が必要です．1 echoとはjump upした心室電位からさらに心房電位が逆行性にあがることを言います．焼灼後20分程度は観察し，それでも再発がなければ手技終了とします．基本的にAVNRTに対する治療の1st choiceはアブレーションで，9割程度の高い成功率を認めます．

> **memo** 頻拍中，V頻拍周期（TCL）より10-30 ms程度短いcycleからエントレインメントを入れます．数発の短いペーシングでは十分エントレインメントされないため，重要なことはしっかりAまでエントレインメントされたことを確認することです．

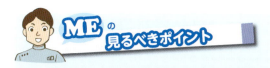

峯川幹夫

　AVNRTの正確な診断のためにはEPSが欠かせません．頻拍は誘発されても持続しない場合も多く，スピーディかつ正確なスティムレータ操作を心がけます．頻拍が誘発されたときにすみやかにEPSに入れるよう，行うべき刺激法とその評価について知っておく必要があるでしょう．

　電位が不明瞭なときや，ペーシングの乗りが悪い場合には医師にカテーテルの調整を依頼します．

　エントレインメントは回路内にある電位がすべてキャッチされているかの判断がとても重要になります．補捉されたかどうかtargetとなる電位にキャリパーを当てていきペーシングサイクルと等しいか確認をします．キャッチできていないときは頻拍周期と等しくなります．

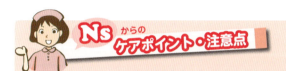

河野幸子

　PSVTのアブレーションはEPSを頻回に行うため，患者さんは動悸や苦痛を感じる場合があります．検査によって起こる症状であり，問題ないことをあらかじめ伝えておくと患者さんは安心します．頻拍が出現した場合は，バイタルサインの変化に注意して観察してください．特に頻拍中は血圧が低下してしまうことがあるため，血圧の変動には注意が必要です．

　また患者さんの不安軽減のため，頻拍が誘発されたときだけではなく，定期的に声をかけてください．しかし長時間の会話は禁物です．焼灼中の患者さんとの会話は，患者さんの横隔膜が激しく動くことにつながり，心臓の上下の揺れがひどくなってしまうため，カテーテル位置がずれる原因になり危険です．

第4章 いざカテ室へ！典型例から学ぶアブレーション

5 心室期外収縮（VPC）

篠原正哉

Point

①12誘導心電図でVPCの起源を推測してから，アブレーションに臨みましょう
②アクチベーションマッピングと，ペースマッピングを駆使して，焼灼部位の最終決定をしましょう
③それぞれの部位における解剖学的特性を十分に理解して，合併症の発生に注意しましょう

■ はじめに

　　心室期外収縮（VPC）は日常診療で遭遇する機会の多い不整脈です．虚血性心疾患や心筋症などの器質的心疾患を有する症例のみならず，心機能正常例にも多くみられます．特発性VPCは，一般的に予後は良好です．しかし，動悸などの症状が強く，薬剤抵抗性の場合はアブレーションの適応となります．特発性VPCのなかでも，特に流出路起源のものはアブレーションで高い根治率が見込まれます．

1 治療に必要な患者情報

　　心臓を含めた基礎疾患の有無や家族歴，自覚症状の有無を確認しましょう．運動や飲酒などのVPCの誘発因子があれば，把握しておくことが重要です．

2 アブレーション前に必要な検査

1）心エコー図検査
　　基礎心疾患の有無を確認します．必要に応じて冠動脈造影検査や心臓MRIを行い，心疾患が潜んでいないかを評価します．

2）12誘導心電図
　　VPCを捕捉し，その起源を推測することが非常に重要です（**付録①-4参照**）．

3) ホルター心電図

1日のVPCの総数を確認します．およその目安として，3,000拍/日未満のVPC数では，アブレーションの時にターゲットとなるVPCが出現せず，難渋する可能性があります．また，VPCが単形性であるか否かを評価します．複数あるようであれば，12誘導でのホルター心電図を行い，すべてのVPCの形を確認することが望ましいです．

3 アブレーション時に必要な薬剤（第4章-1表3参照）

治療中はヘパリンナトリウム（ヘパリン）を投与します．活性化全血凝固時間（ACT）を，右心系であれば250以上，左心系であれば300以上に保つように調整します．鎮痛薬や鎮静薬は，ターゲットとするVPCを抑制してしまう可能性があるので，最低限の投与にするよう心がけます．

また，焼灼後は治療効果の判定のため，イソプロテレノール（プロタノール®）でVPCの誘発を試みます．心拍数の上昇に伴いVPCが抑制されてしまう症例では，エドロホニウム（アンチレクス®）を効果判定に用いることもあります．

4 準備しておく電極カテーテル・シース

12誘導心電図で推測した起源に応じて準備をします（表1, 2）．用いるシース

表1 右室起源VPCでの準備するカテーテルとシース

穿刺部位	シース	カテーテルの種類	留置部位
右内頸静脈	5～6 Frショートシース	冠静脈洞留置用電極カテーテル	冠静脈洞
右大腿静脈	8～8.5 Frロングシース	アブレーションカテーテル	右室流出路／右心室
右大腿静脈	5 Frショートシース	電極カテーテル	ヒス束
右大腿静脈	5 Frショートシース	電極カテーテル	右心室
（右大腿動脈）	5 Frショートシース	電極カテーテル	左室流出路

表2 左室起源VPCでの準備するカテーテルとシース

穿刺部位	シース	カテーテルの種類	留置部位
右内頸静脈	5～6 Frショートシース	冠静脈洞留置用電極カテーテル	冠静脈洞
右大腿静脈	5 Frショートシース	電極カテーテル	右心室／右室流出路
右大腿動脈	8～8.5 Frロングシース	アブレーションカテーテル	左室流出路／左心室

や電極カテーテルは施設によっても異なりますが，多極電極カテーテルでマッピングする際は，カテーテル刺激によるVPCが頻発することがあり注意が必要です．

5 治療の簡単な流れ

Step 1 カテ室入室～穿刺前の準備

❶ 痛み刺激で身体が動かないように，検査台に手足を抑制帯で固定します．

❷ 穿刺部の局所麻酔を行います．**静脈麻酔による鎮静**は，VPCの抑制を招くことがあり，**必要時のみ**行います．
   → 局所麻酔の過剰な使用も，同様にVPCを抑制してしまう可能性があり注意が必要です．痛みに敏感な患者や小児の例では，われわれの施設では，事前に穿刺部にエムラ®クリームを塗布するなどの工夫を行い，局所麻酔の使用量を減らすように努めています．

Step 2 穿刺～アブレーション前まで

❶ VPCが右心系か左心系由来かで，穿刺のアプローチが異なります．**右心系であれば右大腿静脈**にシースを留置し，**左心系であれば右大腿動脈**にシースを留置します．
   → しかし，VPC起源が事前の予測と異なる場合もしばしばあり，状況に応じて追加で動脈あるいは静脈にシースを留置する必要があります．

❷ VPCの起源によっては，造影剤を用いて，右室（流出路を含めて）の解剖や，バルサルバ洞と冠動脈の位置関係などを確認します．

Step 3 VPCの起源の確認（マッピング）

術前の12誘導心電図で推測した部位が，実際にVPCの起源であるかを確認します．VPCにおける至適通電部位の決定には，2種類のマッピングの方法が用いられます．

❶ アクチベーションマッピング
   VPCの起源となる最早期興奮部位を探す方法です．多極電極カテーテルなどで最早期部位から離れたところをマッピングしているときは，VPC電位のシーケンスは一直線状に近い形となりますが，最早期興奮部位に近付くと，VPC電位のシーケンスが「く」の字型になっていきます（**図1**）．通常，最早期興奮部位にカテーテルがある場合では，体表面記録のQRS波の起始部より20〜40 ms程度先行し，起源に近ければ近いほど，単極誘導記録でのQSパター

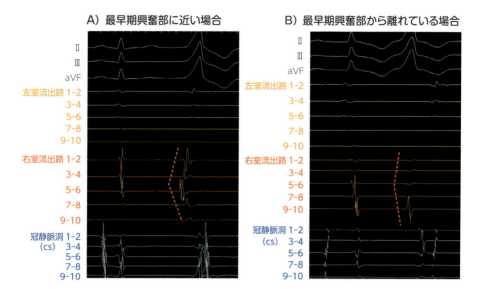

図1 電位のシーケンスによるVPC早期性の評価

右室流出路中隔側でマッピングすると，VPCの心室電位のシーケンスが「く」の字型となり（A----），最早期興奮部位にカテーテルが近いことが予想される．一方，最早期部位から離れたところでVPCをマッピングすると，電位のシーケンスは一直線状に近い形となる（B----）．

ンの傾きが急峻となります（図2）．

最近では，CARTO®システムやEnSite NavX™などの3Dマッピングシステムを用いて，実際に電気的興奮が伝播していく様子を色で表示することができ，視覚的にもわかりやすい詳細なマッピングが可能となっています（図3）．しかしながら，評価に値するアクチベーションマップを完成させるには，同一のVPCを複数回捉えてマッピングしなければならないので，VPCの数が少ない場合は困難な場合があります．

❷ ペースマッピング

カテーテルの先端電極から心室刺激を行い，**12誘導心電図と同様のQRS波形が得られる部位を探す方法**です（図4）．12の誘導のうち，10〜11誘導で波形が一致するgood pace map，さらには完全に一致するperfect pace mapが得られる部位は起源に近い可能性が高いとされています．普段は頻発しているVPCが，手技中には全く誘発されなくなることをしばしば経験します．その場合には，本法が唯一の焼灼部位を決定するための方法となります．

一方で，良好なペースマッピングが得られた部位で焼灼を行っても，VPCは

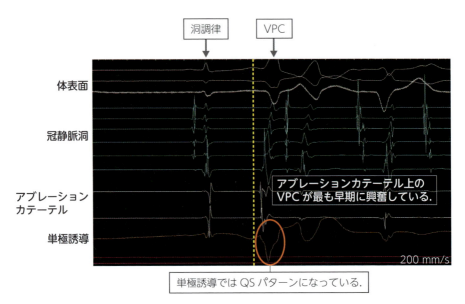

図2 アブレーションカテーテルによるアクチベーションマッピング
右室流出路中隔側に留置したアブレーションカテーテルで，体表面QRS波より35 msの先行度を認めた．同部位の単極誘導はQSパターンを認めた．

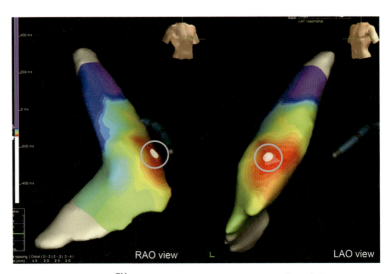

図3 EnSite NavX™によるアクチベーションマッピング（図2と同一症例）
右室流出路中隔側の白色部分が最早期部位であり，同部位が起源のVPCと診断した．

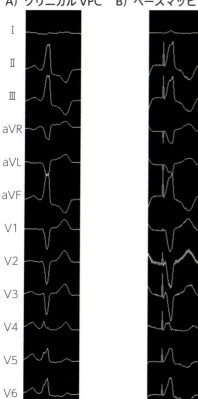

図4 VPC最早期部位（右室流出路自由壁側）でのペースマッピング

アクチベーションマッピングで最早期部位だった右室流出路自由壁側でペースマッピングを行うと，クリニカルVPCの波形とほぼ一致した．

消失しないことがあります．この場合，不整脈の起源自体は焼灼されておらず，preferential pathway（不整脈の興奮が伝播する経路）を介した，いくつか存在するexit部位の1つを焼灼している可能性があります．アクチベーションマッピングも含めたほかの所見を総合して，焼灼部位を決定する必要があります．

Step 4-1 アブレーション：右室流出路起源VPCの場合（図5A）

右室流出路起源は，①狭義の右室流出路起源，②肺動脈起源，③ヒス束近傍起源の3種類に分類されます．

❶ 右室流出路起源（狭義）

さらに中隔側と自由壁側に分類されます．多くは中隔側ですが，自由壁側に

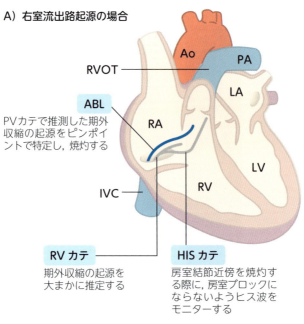

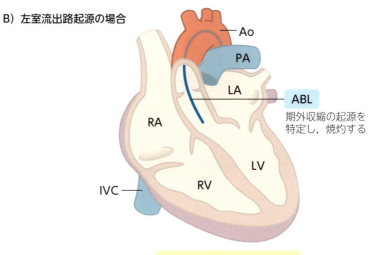

図5 VPCでのカテーテル配置

Ao：大動脈，PA：肺動脈，PV：肺静脈，RVOT：右室流出路，LA：左房，RA：右房，LV：左室，RV：右室，IVC：下大静脈，ABL：アブレーションカテーテル

起源が存在する場合もあります．12誘導心電図での鑑別では，自由壁起源では，両心室の興奮の時相にずれが生じるため，Ⅰ誘導/下壁誘導のR波にノッチを認めることが特徴です．自由壁側での通電は穿孔を招く可能性があり，カテーテル操作は慎重に行わなければなりません．

❷ 肺動脈起源

12誘導心電図の下壁誘導で著しく高いR波を呈することが特徴です．肺動脈に進展した右心室心筋（遺残心筋）が起源となり，その興奮が肺動脈内の遺残心筋を伝播するものと考えられています．右室流出路で追加アブレーションを行っても根治できない場合には，肺動脈内をマッピングしてみることが勧められます．

❸ ヒス束近傍起源

12誘導心電図では，下壁誘導のR波が全体的に小さく，特にⅢ誘導で低くなることが特徴です．ヒス束近傍の焼灼を要するので，房室ブロックの合併に注意しなければなりません．焼灼が困難な場合は，大動脈アプローチでヒス束の対側にあるバルサルバ洞をマッピングすることが検討されます．右冠尖あるいは無冠尖で良好なマッピング所見が得られることがあります．

Step 4-2 アブレーション：左室流出路起源VPCの場合（図5B）

左室流出路起源は，①大動脈冠尖，②左室心内膜側，③大心静脈－前室間静脈を含めた左室心外膜側起源の3種類に分類されます．

❶ 大動脈冠尖起源

さらに左冠尖，右冠尖，無冠尖に分けられます．頻度の多いのは左冠尖起源であり，無冠尖起源は稀です．通電の際には大動脈弁損傷と，冠動脈損傷に注意が必要です．

a) **左冠尖**：心電図上，胸部誘導の移行帯がV3誘導以前となります．加えて，R wave duration index（R波の幅/QRS幅：V1，V2誘導で計算し，大きい方の値を用いる）≧ 0.5とR/S amplitude ratio（R波の振幅/S波の振幅：大きい方の値を用いる）≧ 0.3は左冠尖起源を示唆する所見です．通電前には左冠動脈（特に左主幹部）との位置関係を把握するために冠動脈造影を施行します（図6）．

b) **右冠尖**：右冠尖は通常，左冠尖より下位で無冠尖よりも前方に位置します．前述のように，右冠尖は右室流出路のヒス束近傍に近接しており，波形もよく似た形になります．冠尖からのアブレーションが不能であっても，左右のバルサルバ洞接合部でアブレーションが可能な症例も存在し，

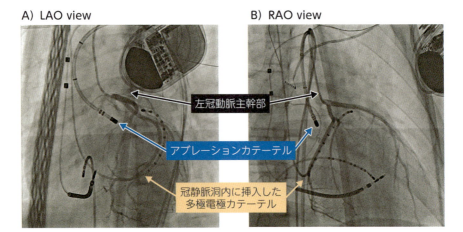

図6　左冠尖に起源を有するVPCの症例
アブレーションカテーテルと冠動脈との位置関係を確認して，焼灼を行う．

V1～V3誘導でqrSパターンを認めることが多いことなどが報告されています．

　c) **無冠尖**：無冠尖は三冠尖のうち最も後方で下方に位置します．通常，無冠尖が起源となることは稀です．

❷ **左室心内膜側起源**

大動脈弁直下の心内膜側起源と僧帽弁輪部起源に分けられます．12誘導心電図の下壁誘導で著しく高いR波を呈し，V5誘導，V6誘導でS波が認められるのが特徴です．

　a) **左室流出路大動脈弁直下の起源**：アブレーションカテーテルを大動脈弁を通過させた後，屈曲させ冠尖直下に固定する形で通電を行います．

　b) **僧帽弁輪部起源**：僧帽弁輪部に起源がある場合は，WPW症候群のアクセサリーパスウェイを焼灼する要領で，僧帽弁下にアブレーションカテーテルを挿入し，通電を行います．

❸ **大心静脈-前室間静脈を含めた心外膜側起源**

冠静脈洞より，カテーテルを大心静脈から前室間静脈まで挿入し，最早期興奮部位を確認します．冠静脈洞内からの通電はインピーダンスが上昇してしまい，困難なことが多いです．左室心外膜側起源と思われる症例でも，左冠尖から焼灼可能なことがあり，試してみる価値のある手法です．

6 おおよその検査・治療時間

　VPCの起源によっても異なりますが，治療時間は**およそ2〜3時間**です．しかし，ターゲットのVPCがなかなか出現しなかったり，数種類のVPCが混在する場合はさらに時間を要する場合があります．治療後は**静脈アプローチであれば5時間，動脈アプローチではそれ以上の安静時間**が必要になります．

7 成否の判断〜予後

　VPCアブレーションのエンドポイントは，さまざまな手段で誘発を試みてもVPCが出現しなくなることです．具体的には心室筋をペーシング刺激したり，薬剤ではβ受容体刺激薬であるイソプロテレノール（プロタノール®）を用います．しかし，イソプロテレノールにより心拍数が上昇することで，逆にVPCが抑制されてしまうこともあり，その解釈には注意が必要です．そのようなタイプのVPCでは，患者さんに息こらえをしてもらったり，エドロホニウム（アンチレクス®）で心拍数を下げることでVPCが出現するかを評価します．

　右室流出路起源のVPCは最も治療成績がよく，1回の治療で80％以上の根治率が報告されています．

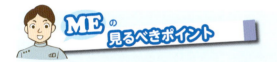

MEの見るべきポイント

峯川幹夫

　VPCのアブレーションの際は，カテーテルの先端電極から心室刺激を行うペースマッピングがよく行われます．このときに，ペースマッピングを行う場合の出力はなるべく低出力で行うように心がけます．高出力でペーシングを行うと，周囲の心筋も同時に捕捉してしまい，良好なペーシング波形が得られない原因となるためです．またVPCの最早期部位を探すアクチベーションマッピングでも，MEがすばやく，最も早く興奮する電位を特定することは，治療時間の短縮につながる大事なポイントです．

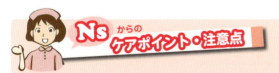

Nsからのケアポイント・注意点

舟橋美保

　VPCのアブレーションの場合は鎮静薬を使わない場合も多く，患者さんの痛みや不安はより強いものになります．表情の観察を行い，タイミングを見計らって声かけを行うことはこれらの軽減につながります．また，稀ではありますが，VPCのアブレーションでは致死的な心室不整脈が発生する場合があります．心電図や血圧などのモニターの監視により，異常の早期発見に努め，緊急時の対応ができるように準備をしておくようにしましょう．

第5章

病棟ですべきことは？アブレーション前後の管理

第5章 病棟ですべきことは？アブレーション前後の管理

1 入院からアブレーション前まで

小池秀樹

Point

①抗不整脈薬や抗血小板薬はアブレーション1週間前から内服を中止します．その他にも症例によって中止すべき薬剤があるため，入院前に内服状況を把握しておきましょう
②心房粗動や心房細動のアブレーションでは，心原性血栓のリスクがあるため，アブレーション前のエコーによる血栓チェックが必須です
③心房細動のアブレーションは鎮静下で行うことが多いため，点滴ルートを2本確保します

1 内服薬

1）抗不整脈薬

　アブレーション前のEPSで不整脈の誘発を試みるときに，抗不整脈薬を併用していると誘発されないことがあります．そのため抗不整脈薬は，**アブレーション1週間前から内服中止**を指示します．また，患者さんが入院してきた時点で，もう一度内服状況をチェックすることも重要です．β遮断薬も同様に可能な限り中止します．

2）抗凝固薬

　発作性上室頻拍の症例には抗凝固薬が使用されていることは少ないと思いますが，心房細動および心房粗動のアブレーションには，血栓・塞栓予防のため抗凝固療法は必須となります．心房細動アブレーションの症例であれば，著者はCHADS$_2$スコアが0点の症例にも抗凝固薬を導入しています．抗凝固療法は，**入院後も継続**します．ワルファリン療法を行っている症例では，PT-INRのチェックも必須であり，INRが2.0以上で管理されていることを確認してください．

3）抗血小板薬

　抗血小板薬は半減期が長いため，**アブレーション1週間前に中止**します．アブレーション中に心タンポナーデを合併した際に，出血のコントロールができなくな

ることがあるからです．一方，冠動脈ステント留置症例やステント血栓症のリスクの高い症例の中止に関しては，個別に判断していきます．

4）その他の内服薬
　糖尿病薬である**メトホルミン製剤は造影剤使用の前後48時間は休薬**します．造影剤との併用により，乳酸アシドーシスのリスクが増悪するからです．通常の発作性上室頻拍のアブレーションでは，造影剤を使用しないことが多いですが，造影剤による解剖の把握が必要になることもあり，中止しておく方がよいと考えます．その他の高血圧の薬などは継続します．

2 検査

1）血液検査
　カテーテルアブレーションは侵襲的治療であるため，腎機能，貧血，凝固因子などリスクがないかをチェックします．また，不整脈を誘発させるため心臓に負担がかかることもあるので，脳性ナトリウム利尿ペプチド（BNP）なども事前にチェックしておきます．

2）エコー検査
　事前に**経胸壁心エコー**で心機能のチェックを行います．また，心房細動のアブレーションでは左房径が再発のリスクとして重要であるため，**左房拡大の有無を必ずチェック**します．明らかな解剖学的異常がないかもチェックしておく必要があります．

　経食道心エコー検査は，左房内血栓チェックのために必須の検査となります．発作性上室頻拍では行わないことが多いですが，心房粗動や心房細動のアブレーションの際には，心原性血栓のリスクがあるため，**アブレーション前の血栓チェックは必須**となります．

3 点滴

　発作性上室頻拍のアブレーションでは鎮静を行うことは稀ですが，心房細動のアブレーションでは，多くの施設で鎮静下にアブレーションを行っています．そのため，心房細動のアブレーションでは，ルートを2本確保しておくことが多いです．また，腎不全や心不全の有無によって，前日の補液量が異なることがありますので，適宜症例に合わせた補液を心がけてください．

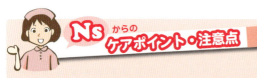

術前管理のコツ

伊藤尚美

　アブレーションは侵襲的な検査です．患者さんも緊張されており，術前訪問などを行い，よく話を聴くことが大切になります．話をする際にイラストや紙面を用いると患者さんの理解も進むと思います．当院ではクリニカルパスの表に沿って術前検査から術中，術後の管理までの流れも説明しています．また，アブレーションに関しては，検査・治療中に起こりうることや症状を説明するだけではなく，そのときの看護師やスタッフの対応（痛み止めを使います，氷を用意しますなど）を伝えるようにしています．

　一方，心房細動アブレーションの場合は，鎮静下で行うため，術中の不安や苦痛の訴えよりも，術後の安静による疼痛や尿管の不快感，鎮静薬に伴う気分不快を訴える方が多いです．術前の説明のときから，術後の安静の必要性と安静が保持できるために看護師が適宜介入すること，尿管や鎮静薬使用に伴う不快感がある場合は的確に対応させていただくことなど，起こりうることは丁寧に説明しておく必要があります．説明しておくことで，患者さんが術後実際にそのような状態になった際に，混乱をきたさず安静を保持できることにつながる可能性が高くなります．

術前の看護のポイント

伊藤尚美

　アブレーション術前管理で重要となることは，滞りなく治療に臨めるよう準備することです．そのために必要なことは「①内服薬の確認（中止薬は飲んでいないか？）」「②入院後に不整脈が出現した場合の対応について医師に確認すること」「③治療の前準備の実施」が重要です．

　「①内服薬の確認」は，治療を行うにあたり抗不整脈薬や抗凝固薬はある一定の期間中止して治療に臨む場合があります．外来で医師から中止について説明されていたり，入院後医師の指示で止める場合など，薬によりさまざまな場合があります．入院後は中止薬を内服していないか，入院後に中止する薬剤の確認と患者への説明の徹底が重要です．例えば，糖尿病薬のメトホルミン（メトグルコ®）は造影剤使用の検査前には中止が必要であったり，最近では高齢者の患者も多く，中止するはずの「プラザキサ®」ではなく，「プラビックス®」を中止していた，といった内服間違いも多い現状もあるので確認が必要です．市販薬やサプリメントにも抗凝固作用があるため注意が必要です．

　「②入院後に不整脈が出現した場合の対応について医師に確認すること」についてですが，発作性の不整脈の治療目的の患者の場合，アブレーション前後にも不整脈出現時症状を有する場合があります．このような患者に，不整脈出現時に安易に抗不整脈薬を投与すると，治療時に不整脈の起源が特定しにくくなり，治療時間が長くかかる場合もあります．よって，入院後の不整脈出現時の対応については必ず医師へ確認し，患者へ対応方法について説明する必要があります．また，術後の安静が保持できるよう，術前に腰痛の有無の確認を行い，術後安静による腰痛の悪化を予防するために事前に鎮痛薬の処方を出してもらうなど，前もって対応策を考慮しておくことも必要です．

　「③治療の前準備の実施」ですが，治療にあたり穿刺部・前胸部，両大腿部の除毛や，治療直前の食事が中止されているかの確認など，治療にあたり必要な前処置や準備を行っておく必要があります．医師の指示に従い，確実に実施することが必須です．

第5章 病棟ですべきことは？アブレーション前後の管理

2 アブレーション終了直後から退院前

篠原正哉

Point

① アブレーション後（特に心房細動）は，薬の選択にも頭を巡らせる必要があります
② アブレーションによる合併症が起きていないかを各種の検査で確認しましょう
③ アブレーション後の安静時間を守ることで穿刺部トラブルの発生を予防しましょう

1 薬

　特に心房細動のアブレーション後は抗不整脈薬や抗凝固薬の導入・再開に気を払わなければなりません．ここでは心房細動の場合について解説します．

1）抗不整脈薬

　基本的に，**アブレーション後は無投薬で不整脈の出現状況を観察**します．しかし，**持続性の心房細動では抗不整脈薬で洞調律維持をサポート**することで，遠隔期の再発率を低下させる報告もあり，導入する場合もあります．その場合は，治療後3カ月程度まで中止とし，再発の有無を確認して導入を検討します．

2）抗凝固薬

　従来はワルファリン投与継続下でアブレーションを行うことが推奨されていましたが，直接経口抗凝固薬（DOAC）の登場により，術前の中断の有無や，術後の再開タイミングなど，各施設でさまざまになっているのが現状です．最近，DOACの1つであるダビガトラン（プラザキサ®）の継続投与下で行った心房細動アブレーションの安全性と有効性を評価したRE-CIRCUIT®試験[1]の結果が発表されました．この試験では，ワルファリン（ワーファリン®）の継続投与と比較して，ダビガトランが大出血を有意に抑制することが示されました．今後，より安全にアブレーションを行うための抗凝固療法に関する指針が示されることが期待されます．

2 検査（表）

1）心エコー
当院では，全例でアブレーション直後に，経胸壁心エコーを行っています．特に**心膜液の評価は重要**で，貯留がある場合は，バイタルサインに異常がないかを確認し，心膜ドレナージの適応を判断することが重要です．その場で心膜ドレナージの適応がないと判断されても，病棟帰室後に心エコーを再度当てて心膜液が増加してきていないかを評価する必要があります．

2）胸部X線
当院では，全例でアブレーション直後に，胸部X線を撮像して心不全や気胸，横隔神経の障害による横隔膜挙上が生じていないかなどを評価しています．

3）ホルター心電図
術後早期の不整脈再発がないかを評価します．治療後3カ月程度は，焼灼による炎症の影響で不整脈が起きることがあり，その場合には再発とみなさず経過を見ます．心房性不整脈が長く続いていた場合は，治療後に洞性徐脈や洞停止を起こすことがあり，注意が必要です．

4）採血検査
心筋焼灼の影響で，治療後は炎症反応や心筋逸脱酵素が上昇している場合があります．**貧血の進行**がある場合は，穿刺部からの出血や心タンポナーデを起こしている可能性もあるので，すみやかに評価を行います．

5）血管エコー
安静解除後に穿刺部の血管雑音が聴取されたり，強い痛みが残る場合は，仮性動脈瘤や動静脈瘻を起こしている可能性があります．すみやかに血管エコーでその有無を確認するようにしましょう．

表　心房細動アブレーション後から退院までのフォロー

	術後当日	術翌日	術翌々日（退院日）
胸部X線	●		
採血		●	
心電図		●	
ホルター心電図	●		
心エコー	●		
抗凝固薬	適宜内服	内服	内服
抗不整脈薬	適宜内服	適宜内服	適宜内服
安静	7～8時間仰臥位	穿刺部チェック後，歩行可	

6）食道関連合併症の評価

主に心房細動のアブレーション後に合併することがあります．治療後に胃部不快感や膨満感があれば食道迷走神経障害による胃蠕動不全症を起こしている可能性があり，腹部X線写真や腹部CTで評価をします．

3 安静時間

アブレーションの際は，主に大腿静脈経由でカテーテルを心臓に到達させます．特に心房細動の場合は，鼠径部に3 mm弱の穴が3～4カ所あくことになります．そのため，アブレーションが終わった後，完全に止血するまで**およそ7～8時間**は，患者さんはベッド上で仰向けになったまま安静にしている必要があります．

しかし，長時間の安静時間が腰痛などを招き，苦痛だという患者さんの声が多く聞かれます．カテーテルを挿入した大腿静脈の皮膚の部分をZ型に縫合することで，安静時間の縮小に成功したという報告もあり，当院でもこのような方法を用いて，安静時間が短くなるように工夫をしています（大体5～6時間程度）．

文献

1）Calkins H, et al：Uninterrupted Dabigatran versus Warfarin for Ablation in Atrial Fibrillation. N Engl J Med, 376：1627-1636, 2017

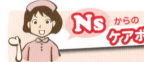

術後の看護のポイント

伊藤尚美

術後の管理のポイントは，①**心電図モニターの監視** ②**血圧推移の観察** ③**安静保持と穿刺部異常の観察**です．

「①心電図モニターの監視」は，治療後は再度リズムチェンジをきたす場合があるため非常に重要です．突如不整脈が再燃する場合もあれば，期外収縮の増加後に再燃する場合もあるため，病室への帰室後の心電図モニターのチェックと，その後のモニター監視は密に行う必要があります．リズム変化があった場合はバイタルサインを測定し，直ちに医師へ報告を行いましょう．

「②血圧推移の観察」は，術後合併症である心タンポナーデを発症した場合は血圧低下をきたすため，厳重に行う必要があります．また，術中は鎮静薬を投与する場合が多く，その影響から術後に血圧低下をきたすこともあります．血圧が低下し循環不全を呈した場合は尿量低下もみられます．術後血圧が低下した場合は直ちに医師へ報告することが重要となります．

「③安静保持と穿刺部異常の観察」は，穿刺部の出血予防には必須です．定期的にラウンドを行い，安静保持ができているか，固定部位のもとに血が滲むなど，出血がないか観察を行いましょう．安静保持ができていない場合は，安静が保てるよう，下肢抑制の実施や安静による苦痛緩和をはかるなどの介入が必要です．穿刺部異常がみられた場合はすみやかに医師へ報告しましょう．また，術後の安静により下肢静脈血栓症を発症するリスクもあるため，訪室した際は足首の背屈・底屈運動を患者に行わせ，血栓予防を行うこともポイントです．

第5章 病棟ですべきことは？ アブレーション前後の管理

3 合併症とその対策

藤野紀之

Point

① 合併症は，早期発見，早期対応が非常に重要です
② アブレーションに伴う合併症のなかで，発生頻度と重症度から最も留意しなければならないのは，心タンポナーデです
③ その心タンポナーデに関する知識，予防法および対処法（心嚢ドレナージ法）は熟知していなければなりません
④ 穿刺に伴うトラブルは意外に頻度が多く，穿刺した部位を必ず自分で確認しましょう

1 合併症の頻度（表）

　今やメジャーとなった心房細動（AF）に対するアブレーションに伴う**致死的合併症は約0.1％，全体の合併症発生頻度は約4～5％**であり，いまだ安全な治療とはいえません．実際に治療をはじめるまでは上級医のもとである程度経験年数を積んでから行いましょう．

　AF以外の上室不整脈では，合併症は少ないですが，ヒス束近傍を焼灼する房室

表　疾患別合併症

	合併症の頻度	主な合併症	対処
心房粗動（AFL）	1％未満	心タンポナーデ	心嚢ドレナージ
WPW症候群（房室回帰性頻拍，AVRT）	約1％	心タンポナーデ 房室ブロック	心嚢ドレナージ ペースメーカ
房室結節リエントリー性頻拍（AVNRT）	約1％	房室ブロック	ペースメーカ
心室期外収縮（VPC）	約1％	心タンポナーデ	心嚢ドレナージ
心房細動（AF）	約4～5％ （重症：2％）	心タンポナーデ 横隔神経麻痺 胃食道障害 脳梗塞	心嚢ドレナージ 経過観察 経過観察 抗凝固薬強化

結節リエントリー性頻拍（AVNRT）やWPW症候群では完全房室ブロックに気をつけましょう．心室不整脈に対するアブレーションでは，血行動態の破たんをきたす心タンポナーデと致死性不整脈の誘発の合併症があるため，あらかじめ除細動用パッチを身体に貼って治療を行います．

2 心タンポナーデ

　心膜と心筋との間の心膜腔に存在する液体を心膜液といい，正常な状態でも15〜50 mL程度あります．心膜液がある程度増えると心臓が外から圧迫されるため，心臓が十分に拡張することができず，必要な血液を全身に送ることができなくなり心拍出量が低下，最終的に血圧が低下します．この状態を**心タンポナーデ**といい（図1），血圧低下などなくバイタルが安定している状態を**心膜液貯留**といいます．心膜液が貯留し続けると心原性ショックから心停止に至る場合もあります．すべての不整脈疾患で起こる可能性はありますが，心房細動アブレーションに関連した心タンポナーデの発生頻度は，1.2〜1.4％（75人に1人）とほかの不整脈よりも高い頻度で発生します．

　原因はさまざまですが，**カテーテル操作に伴う心筋への強いコンタクト**や過度の焼灼による**ポップ現象**（焼灼中にポンと音が鳴り，手に響き渡る）によって起こります．心房細動アブレーションでは，**心房中隔穿刺**が関与することが多いとされています．

A）心エコーで確認した心タンポナーデ

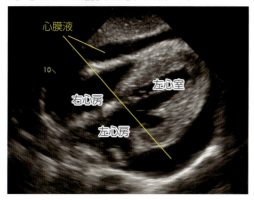

B）心タンポナーデのイメージ像

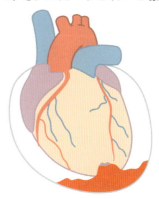

図1　心タンポナーデ

▶ 発見法と対策

心タンポナーデは，急変する可能性があるため**早期発見，早期対処**が非常に重要となります．心嚢穿刺（図2）およびドレナージによって，血圧低下を伴う急性循環不全やショックを回避できるからです．早期に発見するためにも治療中は常に心タンポナーデを意識していましょう．早期発見には，動脈圧による随時血圧のモニタリングや簡単にチェックできる定期的な診察（顔色，発汗の有無，四肢末梢の冷感）が役立ちます．

また，同じ角度の透視上で，心陰影や心臓の動きを随時確認しましょう．

3 穿刺トラブル（穿刺部血腫，仮性動脈瘤，動静脈瘻）

穿刺に伴うトラブルも約1～2％と比較的多くみられます．原因として，止血不十分，血管損傷の2つが考えられます．

1）穿刺部血腫

最も多いのは穿刺部血腫で，主な原因は止血不十分です．通常，アブレーションはカテーテルシースを大腿静脈や内頸，鎖骨下静脈などの太い静脈に数本挿入します．さらに，通常ヘパリンという血液が凝固しにくい薬を投与するため，止血が困難となることがあります．特に，AFなど抗血栓療法を行っている患者では止血しにくく，血管の周囲に血液が漏れ出し，内出血となることがしばしばみられます．

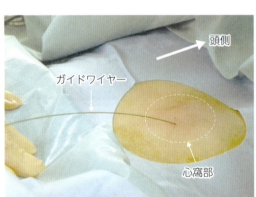
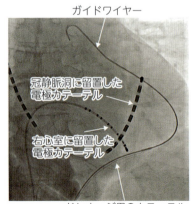

図2　心嚢穿刺
左：心窩部からのアプローチで，心膜腔内にガイドワイヤーを留置．
右：心膜腔内にガイドワイヤーが留置された透視像（正面）．

しかし，時間が経てば自然に吸収されて消えます．出血が予測される場合は，プロタミン硫酸塩で中和させることをお勧めします．

2）血管損傷

カテーテルを血管内に挿入し，心臓へ向かって進める間に，血管壁を傷つけてしまう血管損傷の可能性もあります．大腿動脈などの太い動脈にカテーテルを刺したときに生じやすく，血管の壁が二層に裂け（**動脈解離**），その間に血液が溜り瘤状に膨らむ**仮性動脈瘤**や，動脈と静脈を連続して串刺すような形で穿刺すると，動脈と静脈が直接つながってしまう外傷性動静脈瘻が含まれます．大腿静脈から穿刺する場合，下位で穿刺すると**動静脈瘻**のリスクが上がり（図3），上位で穿刺すると後腹膜出血となり圧迫による止血はできず大出血に至ることもあります．動静脈瘻は，多くの場合症状はありませんが，聴診器ではシャント音が聞こえます．一方，仮性動脈瘤は痛みを伴うことが多く，視診でわかることもあります．

▶ 発見法と対策

シースを抜去，圧迫止血した後に，数人で穿刺部を観察し（対側の鼠径部と比較）と聴診でシャント音を確認します．早期に発見すれば，再圧迫により動静脈瘻や仮性動脈瘤は消失しますが，時間が経過してしまうと外科的処置が必要となります．血管確保に難渋し3回以上刺している場合は，これらのリスクが上がるため，術者の手を変えるように心掛けましょう．

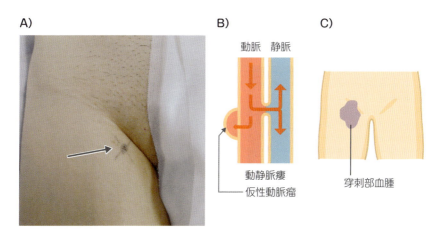

図3 大腿動脈／静脈への血管損傷
A）下位での静脈穿刺により動静脈瘻となった症例の穿刺位置．B）仮性動脈瘤，動静脈瘻のイメージ像．C）穿刺部血種のイメージ像．

4 血栓塞栓症，一過性脳虚血発作

　ワイヤー，電極カテーテルやシースなどの異物が血液に触れると，血液は凝固しやすくなり，血栓が生じるといわれています．血栓塞栓症は，脳血管に詰まれば脳塞栓，肺に詰まれば肺塞栓となります．発生頻度は0.2％程度と少ないですが，**脳塞栓は後遺症が残る重篤な合併症**です（図4）．左心系起源の不整脈（AF，左側にケント束があるWPW症候群，左心室起源の心室頻拍）へのアブレーションで起こりうる可能性があります．AFアブレーションでは，一過性脳虚血発作（TIA）も含めて1％未満ですが，MRIで見つかった無症候性脳梗塞も含めると10〜20％に生じているといわれています．

　また，シースを刺した静脈の血流が滞るために，刺した部分の心臓より遠い側の静脈が血栓形成を伴う炎症を起こす，深部静脈血栓症（DVT）という合併症を起こす可能性もあります．長時間の手術に長時間の安静が加わると，悪循環でさらに発生しやすくなります．

▶ 発見法と対策

　脳塞栓のリスクの高いAF症例では，抗凝固薬を治療直前まで内服し，治療中は**ACT 400秒前後を維持**するようヘパリンを持続投与しながら行いましょう．DVTを予防するには，治療前から弾性ストッキングを履かせ，術後はフットポンプなどで予防しましょう．そして，手技時間もなるべく短くしましょう．

A）アブレーション後に発症した脳梗塞症例の頭部MRI像　B）脳梗塞症例のイメージ像

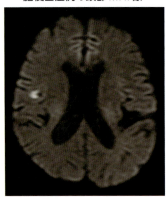
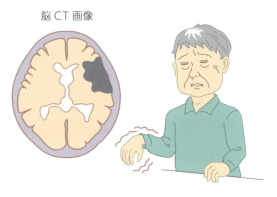

図4　脳梗塞（脳塞栓）

5 房室ブロック

房室結節は心房と心室を電気的に結合している組織で，焼灼時に房室結節に損傷を与えてしまうと，心房から心室への電気の流れが途絶します．この状態を**房室ブロック**といい，脈が極端に遅くなるために**ペースメーカ植込みが必要**となります．房室結節だけでなくその近くにあるヒス束に近い場所の損傷でも，房室ブロックを引き起こす率が高くなります．特に，AVNRTの治療で焼灼する遅伝導路（slow pathway）やヒス束近傍の副伝導路（ケント束），ベラパミル感受性心室頻拍（特発性心室頻拍）といった疾患で生じやすい合併症です．

逆に，頻脈のコントロールが薬物でつかない場合に，アブレーションで故意に完全房室ブロックを作製することもあります．

▶ 発見法と対策

主に上記3疾患へのアブレーションにて起こる可能性があるため，焼灼する前に一緒にいる医師やMEなど複数のチェックが発見と予防となります．不器用なカテーテル操作だけで起こることもあるので，この領域にカテーテルをもっていくときは多くの目が大切です．ヒス束近傍での焼灼は20〜25Wの低出力から開始しましょう．また，痛み刺激や不安によって**深呼吸**することを避け，あらかじめ治療をはじめる前に患者へ声掛けをしましょう．

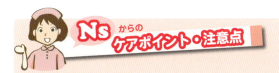

舟橋美保

合併症が起きた時は，即座に対応できるような心構えが必要です．まず，バイタルサインと患者さんの意識を確認しましょう．意識がある場合は，不安を感じている患者さんに，看護師が落ちついた声で話しかけ，説明することが重要です．患者さんへの配慮を忘れず，かつ医師からの指示を正確に受け，すみやかに処置を行えるよう落ち着いて対応しましょう．

特に，AFは，ほかの不整脈よりも手技時間が長く，医師のカテーテル操作も多いため，合併症の頻度が高いこと知っておいてください．常にバイタルや患者の顔色をチェックし，治療に専念している医師へ随時報告することが求められます．医師が気づいていなくても，異常を感じたら自信をもって医師に報告しましょう．

第5章 病棟ですべきことは? アブレーション前後の管理

4 退院後のフォロー

木下利雄

Point

① 退院後は「不整脈再発」と「合併症」のフォローが重要です
② 心房細動や心室性不整脈アブレーション後,最初の3カ月以内は,注意深く12誘導心電図およびホルター心電図を記録します

1 退院後のフォローのポイント

　退院後のフォローで重要なポイントは,**不整脈再発と合併症のチェック**です.疾患によってフォローの仕方は若干異なりますが,基本的にはどの疾患においても**3カ月以上のフォロー**が望ましいです.また,著者はアブレーション後,すべての症例において2週間後の穿刺部のチェックを行い,血腫や穿刺部トラブルの有無を確認しています.

2 心房細動アブレーション後の外来管理

　心房細動の再発についてのフォロー方法は各施設で異なります.表1は著者の施設での方法です.術後最初の3カ月は,2週後,1カ月後,3カ月後で12誘導心電図およびホルター心電図を記録します.ホルター心電図は,術後12カ月以降は24

表1 心房細動アブレーション後の外来管理

術後	術直後〜2週間	1カ月	3カ月	6カ月	12カ月
12誘導心電図	●	●	●	●	●
ホルター心電図	●	●	●	●	●
採血		●	●		●
胸部X線		●	●		●
心エコー			●		●

カ月, 36カ月と1年ごとにフォローを行います. また, 飲酒や高血圧, 肥満, 睡眠時無呼吸など生活習慣の是正を積極的に行い, 再発防止に努めることが重要です.

3 発作性上室性頻拍アブレーション後の外来管理

心房粗動や発作性上室性頻拍などのフォローは, 表2のように3カ月程度のフォローとしています. 患者さんの希望によっては1年ごとのフォローを継続する場合もあります.

4 心室性不整脈アブレーション後の外来管理

心室性期外収縮や心室頻拍などの心室性不整脈のフォローについては, 心房細動とほぼ同様ですが, 1年以降の再発も十分あり得るので, 可能な限りフォローを継続します (表3). また, 心機能の再評価や原疾患のフォローを注意深く行います.

表2 発作性上室性頻拍アブレーション後の外来管理

術後	術直後〜2週間	1カ月	3カ月	6カ月	12カ月
12誘導心電図		●	●		●
ホルター心電図		●	●		●
採血		●			
胸部X線		●			

表3 心室性不整脈アブレーション後の外来管理

術後	術直後〜2週間	1カ月	3カ月	6カ月	12カ月
12誘導心電図	●	●	●	●	●
ホルター心電図	●	●	●	●	●
採血		●	●		●
胸部X線		●	●		●
心エコー			●		●

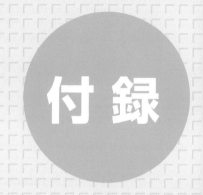

付 録

①心電図から学ぶ

②アブレーション中によく使う言葉

付録①心電図から学ぶ

1 Narrow QRS頻拍の鑑別法

湯澤ひとみ

Point

Narrow QRS頻拍の心電図においては，下記の3点を確認します
① RRが一定（regular）か否かを見ます
② R波とP波の関係を確認します
③ 下壁誘導（Ⅱ・Ⅲ・aVF）でP波の形や極性（陽性か陰性か）を見ます

Narrow QRS頻拍とは**QRS幅が120ms未満で心拍数100回/分以上のもの**を指します．本稿では，Narrow QRS頻拍の心電図を見るポイントを解説します．

1 RRがregularかirregularかを見ます

1）regularである場合

regularである場合は**図1**のフローチャートに従い鑑別していきます．

まずは頻拍中のP波がどこにあるのかを見ます．**図2**はR波を⇨，P波を→で示します．----はRとRの中間の位置にあります．**図2A**のようにP波がRR間隔の半分より手前であれば「**short RP' tachycardia**」，**図2B**のように半分を超えて出現するようであれば「**long RP' tachycardia**」と呼び鑑別に役立ちます（**図1**）．

2）irregularである場合

- **心房細動（AF）**：明らかなP波がなく細動波を認めます（memo参照）．
- **多源性心房頻拍（MAT）**：複数の形のP波を認めます．
- **心房粗動（AFL）**：房室伝導比が一定でない場合，RRはirregularとなり粗動波を認めます．伝導比が一定であればregularとなります．伝導比が高い場合（2：1伝導）の際は発作性上室頻拍（PSVT）との鑑別を要します（memo参照）．

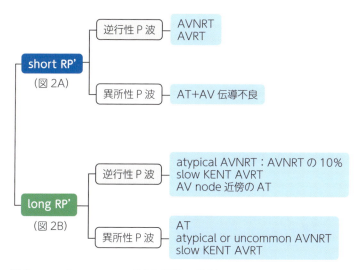

図1 regular narrow QRS 頻拍の鑑別
12誘導心電図の場合

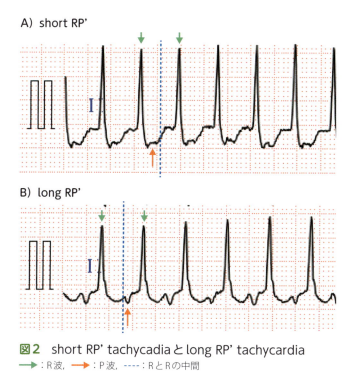

図2 short RP' tachycadia と long RP' tachycardia
→:R波, →:P波, ----:RとRの中間

> **memo**
> ①発症から数10年以上たった心房細動はf波がはっきりせず，平坦のように見えることがあります．
> ②regularである2：1伝導比のAFLはPSVTとの鑑別が困難であることがあります．その際はATPを使用するとRR間隔が延長し基線を確認することができます（図3）．
> ③心電図では波形の小さいもの（0.5 mV未満）を小文字で表記します．

2 P波の形を見ます

①頻拍中のP波が，洞調律時の**P波と同様の形**であれば洞性頻脈，SANRT（洞房結節リエントリー性頻拍）などが考えられます．

②**逆行性P波（下壁誘導で陰性P波）**は，心房が下方からの興奮伝播により収縮していることを示唆し，房室結節やケント束を逆行性に伝導する場合（房室結節リエントリー性頻拍：AVNRT，房室回帰性頻拍：AVRT），もしくは心房下方起源のATである可能性が高いです．

③**異所性P波**は，洞調律時とは波形の異なるP波で下壁誘導において陽性P波のとき，心房の上方を起源とするATの可能性があります．

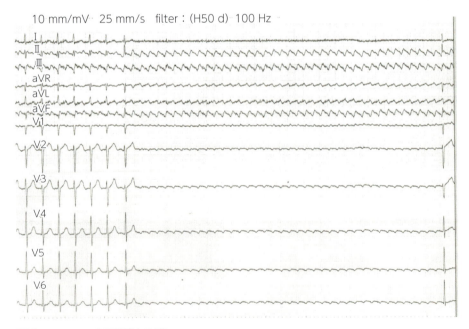

図3 narrow QRS頻拍の例
162 bpm．ATP 5 mg投与にて鋸歯状波（F波）が明確となった．AFLの診断である．

3 P波を見るときの注意点

しかしP波がはっきりしないことも多くあり，QRSに重なるようにP波が出現すると見分けることが難しくなります．QRSからわずかにはみ出したP波は図4に示すとおり，V1誘導ではあたかもr波（memo参照）のように，下壁誘導（Ⅱ・Ⅲ・aVF）ではs波のように見えることから，それぞれ **pseudo r'**，**pseoud s'** と呼ばれます．これらを認めた場合はそれぞれ特異度90/100％，陽性的中率97/100％で，**高確率にAVNRT**と診断できます．

また発症様式も大切です．急に開始し急に停止するタイプはAVNRTやAVRTの可能性が高いです．一方で，徐々に脈が速くなり（warm up）徐々に遅くなる（cool down）場合，また止まったと思ったらまた出現してというのをくり返す場合（＝間欠的：incessant）などはATの可能性が高くなります．

なお，頻度としては60％がAVNRT，30％がAVRT，10％がATかSANRT（洞房結節リエントリー性頻拍）となります．

> **advice** 各不整脈によってアブレーションにおける治療ターゲットが異なります．12誘導心電図である程度の診断をつけておくことが，アブレーションの成功につながります．

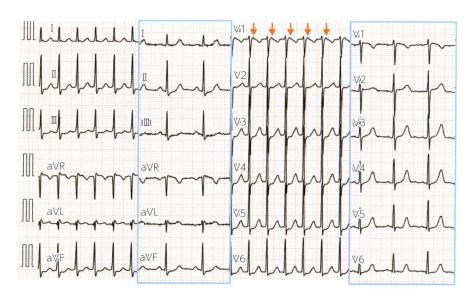

図4　narrow QRS頻拍の例
176 bpm．➡ =P波＝V1 pseudo r'である．□内は同じ患者の洞調律時．AVNRTの診断である．

付録①心電図から学ぶ

2 Wide QRS頻拍の鑑別法

小池秀樹

Point

①基本的にはwide QRS頻拍をみたら心室頻拍（VT）と考えます
②血行動態が安定していたら，アルゴリズムを使って鑑別をしていきます
③不安定ならただちに電気ショック！！

1 wide QRS頻拍

　一般的にQRS幅が120 msより大きい頻拍をwide QRS頻拍といいます．心室頻拍を含め，変更伝導を伴った上室頻拍やもともと脚ブロックのある患者さんに上室頻拍が合併した場合もwide QRS頻拍を呈します．主な鑑別疾患を表1にまとめました．

2 鑑別

　さまざまな鑑別のアルゴリズムがありますが，ここでは2つの鑑別アルゴリズムを紹介します．まず一般的なものとしてはBrugadaのアルゴリズム（図1）があります．これは感度・特異度も良好ですが，おのおのの波形を覚えなければなりま

表1　wide QRS頻拍を呈する不整脈

①心室頻拍（VT）
②変行伝導を伴う上室頻拍（AFL，AFなど）
③脚ブロックに合併した上室頻拍
④薬剤や電解質異常によるwide QRSを伴う上室頻拍
⑤副伝導路 　1：逆方向性房室リエントリー性頻拍 　2：心房頻拍，心房粗動

せん．もう一方が，**Vereckeiのアルゴリズム**（図2）です．これはaVR誘導だけで評価をおこなっていく鑑別方法で，簡便であり比較的感度・特異度も良好です．

3 Advice

- 鑑別方法を記載しましたが，基本的には「**wide QRS頻拍をみたら，心室頻拍 (VT) と考えろ**」という姿勢がよいと思います．
- wide QRS頻拍の際に一番重要なポイントは血行動態であり，それにより電気ショックを行うのか薬物療法を試すのかを判断します．
- ATPの急速静注はwide QRS頻拍や心室頻拍自体の鑑別にも有効なことがあります．

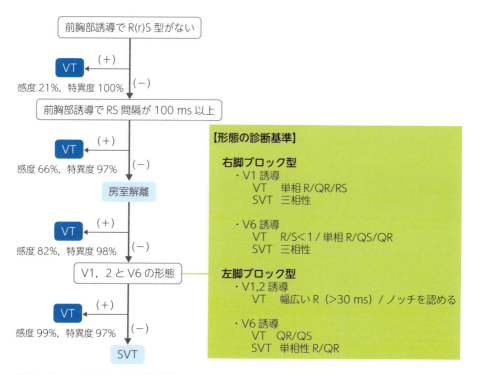

図1　Brugadaのアルゴリズム
文献1を参考に作成

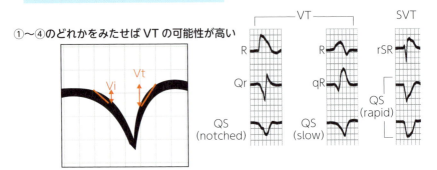

① Initial R 波を認める
② Initial r 波または，q 波幅＞40 ms
③ Q 波下行部にノッチを認める
④ Vi/Vt（始点と終点 40 ms の波高）＜1

①〜④のどれかをみたせば VT の可能性が高い

QRS の始まりの 40 ms（1 マス分）での電位の変化＝Vi（mV）
QRS の終わりの 40 ms（1 マス分）での電位の変化＝Vt（mV）
Vi，Vt の評価において，40 ms の間に陰性と陽性が混在する場合その電位の和をとる．

図2　Vereckei のアルゴリズム
文献2を参考に作成

文献

1) Brugada P, et al：A new approach to the differential diagnosis of a regular tachycardia with a wide QRS complex. Circulation, 83：1649-1659, 1991
2) Vereckei A, et al：New algorithm using only lead aVR for differential diagnosis of wide QRS complex tachycardia. Heart Rhythm, 5：89-98, 2008

付録①心電図から学ぶ

3 WPW症候群のケント束部位の推定

藤野紀之

Point

①アブレーション前にWPW症候群のケント束の付着部位を12誘導心電図で予測しておくことは非常に大切です

②アブレーション治療前にケント束の存在部位を診断しておくことで,適切な電極カテーテルの配置,アブレーション成功率の向上や手術時間の短縮につながります

③いくつものアルゴリズムがありますが,図1を覚えれば大体のケント束の位置が予測できます

第4章でも説明していますが,WPW症候群は,ケント束と呼ばれる副伝導路が存在します.ケント束を介する興奮は房室結節を介する興奮(正常)よりも早期に心室に到達するため,12誘導心電図では**デルタ波**と呼ばれる特殊な波形を呈します.そのデルタ波の極性からケント束の部位を推察することで,アブレーションの手術時間は短縮し,成功率も高くなります.

1 心電図による副伝導路(ケント束)の部位診断

デルタ波をもつ顕性WPW症候群では,**洞調律時の12誘導心電図**が非常に有用です.一般的に,Arruda[1]らが報告した体表面心電図のデルタ波の初期20 msの極性がよく使われていますが,このアルゴリズムは覚えるのは大変ですから,図1を覚えましょう.これなら簡単です.

▶ ケント束の診断のしかた

"V1誘導"と"下壁誘導(Ⅱ,Ⅲ,aVF)"を見て診断します.

具体的には,まず,V1誘導の極性から図1①のA型(左側),B型(右側),C型(中隔)の3カ所に分類します.

次に,下壁誘導の3つの誘導すべてが陽性なら前壁,すべて陰性なら後壁,それ以外なら側壁とすれば,たいていの診断ができます.

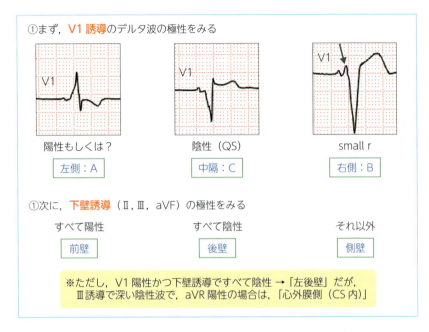

図1 デルタ波の極性から副伝導路の部位を推定するアルゴリズム

2 Advice

さらに，以下に述べる2つの心電図の特徴は頭に入れておくとよいと思います．1つは，アブレーションによる房室ブロックのリスクが高い**ヒス束近傍の右前中隔ケント束**の心電図です（**図2**）．その心電図の特徴は，デルタ波の極性がV1誘導でQS pattern（C型），すべての下壁誘導で陽性のデルタ波（Ⅲ誘導：R/S比＞1）を呈します．

もう1つは，治療に難渋することがある**心外膜起源のケント束**の心電図です．Ⅱ誘導で陰性，かつaVR誘導で陽性のデルタ波を示します[2]（**図3**）．左側副伝導路の3～10％は心外膜側に存在するといわれ[1, 3]，冠静脈洞内に起源を有する例は約3～4％で[1]，ときに冠静脈憩室などの奇形を認めることがあります．

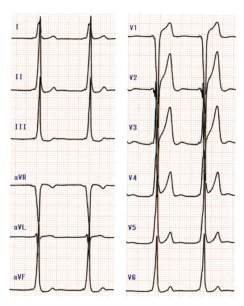

図2 顕性WPW症候群（右前中隔副伝導路 ヒス束近傍）例の12誘導心電図

V1誘導でQS pattern（C型）（右），下壁誘導で陽性のデルタ波，III誘導でR/S比＞1を呈するため（左），**図1**より，ヒス束近傍に副伝導路が存在することが推定される．

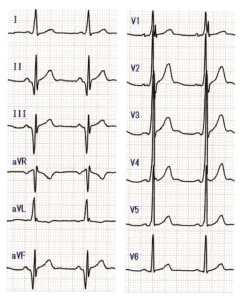

図3 顕性WPW症候群（心外膜下：大心静脈副伝導路）例の12誘導心電図

V1誘導で陽性のデルタ波（A型）（右），下壁誘導すべてで陰性のデルタ波を呈するため（左），**図1**からは左側後壁が推定される．しかし，aVR誘導で陽性のデルタ波が存在するため，実際は同領域の心外膜側に副伝導路が存在した．

文献

1) Arruda MS, et al：Development and validation of an ECG algorithm for identifying accessory pathway ablation site in Wolff-Parkinson-White syndrome. J Cardiovasc Electrophysiol, 9：2-12, 1998
2) Haghjoo M, et al：Electrocardiographic and electrophysiologic predictors of successful ablation site in patients with manifest posteroseptal accessory pathway. Pacing Clin Electrophysiol, 31：103-111, 2008
3) Jackman WM, et al：Catheter ablation of accessory atrioventricular pathways (Wolff-Parkinson-White syndrome) by radiofrequency current. N Engl J Med, 324：1605-1611, 1991

付録①

付録①心電図から学ぶ

4 VPC 起源の推定

篠原正哉

Point

① 12誘導心電図から，VPCの起源をある程度推測することが可能です
② アブレーションの際には，VPCの起源が心外膜側にないかどうかを評価することも重要です

■ はじめに

　特発性心室期外収縮（VPC）は，右室流出路（狭義の右室流出路，肺動脈，ヒス束近傍）および左室流出路（大動脈冠尖，左室心内膜側，左室心外膜側）に起源を有する割合が多くなります．流出路起源は，各起源は近接しているにもかかわらず，それぞれの起源によって心電図所見は異なってきます．まずは，右心系か，左心系か，また左心系であれば冠尖や左室心内膜側から焼灼できるかどうか（左室心外膜側起源ではないか）の鑑別が重要です．図1に示すアルゴリズムを参考にして，起源を推測してからアブレーションに臨みましょう．

1 右心系

　右室流出路起源のVPCは，Ⅱ，Ⅲ，aVF誘導で上向きの波形となる下方軸となります．また，右室から発生した興奮が左室に向かっていくので基本的に左脚ブロックパターンとなります．V5，V6誘導は左室の位置にあるのでQRS波は大きな陽性波となり，逆に右室の位置にあるV1，V2誘導は陰性波となるということです．移行帯の評価も重要で，基本的に**右室流出路起源のVPCの移行帯はV4以降**となります（図2）．

1）狭義の右室流出路

　Ⅱ，Ⅲ，aVF誘導に出現するM型のノッチは，興奮が心室中隔を通るときにみられる所見です．ノッチがある場合は右室流出路自由壁側から興奮がはじまって中

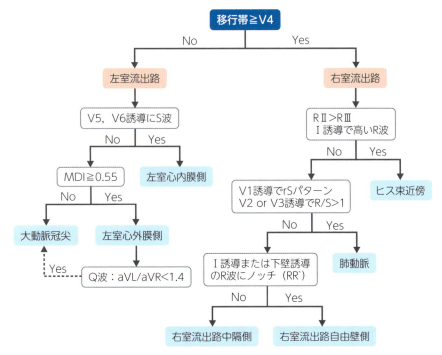

図1 VPC起源同定のアルゴリズム

maximum deflection index（MDI）：胸部誘導中のQRS起始から最大振幅までの最短値/QRS幅

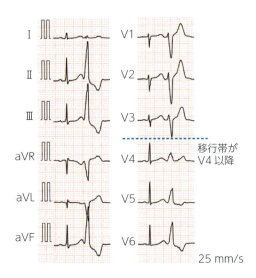

図2 右室流出路起源のVPC波形

隔を伝播していることが予想され，ノッチがない場合は右室流出路中隔側に起源があることが考えられます．

2）肺動脈起源

下壁誘導でR波高が著しく大きい場合には，心臓より高いところに位置する肺動脈起源を疑います．

3）ヒス束近傍起源

ヒス束近傍起源は焼灼で**房室ブロックを起こしうる**ため注意が必要です．下壁誘導のR波高は全体的に小さく，特にⅢ誘導のR波高が小さいことが特徴です．

2 左心系

左室流出路起源のVPCは，Ⅱ，Ⅲ，aVF誘導で上向きの波形となる下方軸となりますが，**V1誘導からV3誘導に移行帯があることがほとんどです**．V3誘導に移行帯がある場合は，右室流出路起源の可能性もあり，ほかの指標も合わせて判断をします．興奮は左室から右室に向かうことを反映して，右脚ブロックパターンとなります（図3）．

1）冠尖起源

胸部誘導上のmaximum deflection index（MDI：胸部誘導中のQRS起始から最大振幅までの最短値/QRS幅）が0.55未満で，R wave duration index

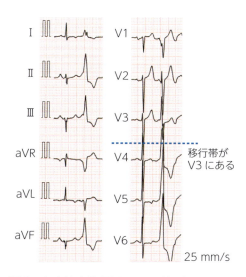

図3 左室流出路起源のVPC波形

（R波の幅/QRS幅：V1，V2誘導で計算し，大きい方の値を用いる）≧0.5とR/S amplitude ratio（R波の振幅/S波の振幅：大きい方の値を用いる）≧0.3などの所見がある場合は，冠尖起源（主に左冠尖）である可能性を考えます．

2）左室心内膜側起源

V5，V6誘導でS波がある場合は，左室心内膜側（僧帽弁輪部を含む）に起源があるといえます．

3）左室心外膜側起源

胸部誘導上のMDIが0.55以上の場合は左室心外膜側に起源があることが多く，心内膜側からのアプローチでは焼灼困難となります．同様に，aVL誘導とaVR誘導でのQ波の比が大きい（1.4以上）症例では，心外膜側に起源がある可能性が高いことを示唆します．しかし，この比が小さい場合は，心外膜側起源が疑われても左冠尖から焼灼可能な場合があり，試してみる価値のある所見です．

付録②

アブレーション中によく使う言葉

八尾進太郎

1 解剖に関する用語

用語	略称・通称・呼称	意味
anterior wall	アンテリオール	前壁
posterior wall	ポステリオール	後壁
lateral wall	ラテラール	側壁
septal wall	セプタル	中隔
superior	スーペリオール	高位
inferior	インフェリオール	下位
distal	ディスタール	遠位
proximal	プロキシマール	近位
Ao（aorta）	エーオー	大動脈
PA（pulmonary artery）	ピーエー	肺動脈
PV（pulmonary vein）	ピーブイ	肺静脈
RVOT（right ventricular outflow tract）	アールブイオーティー	右室流出路
LA（left atrium）	エルエー	左房
RA（right atrium）	アールエー	右房
LV（left ventricle）	エルブイ	左室
RV（right ventricle）	アールブイ	右室
IVC（inferior vena cava）	アイブイシー	下大静脈
RSPV（right superior pulmonary vein）	アールエス	右上肺静脈
RIPV（right inferior pulmonary vein）	アールアイ	左下肺静脈
LSPV（left superior pulmonary vein）	エルエス	左上肺静脈
LIPV（left inferior pulmonary vein）	エルアイ	左下肺静脈
carina	カリーナ	上下肺静脈の分岐部
roof	ルーフ	左房の天井
bottom	ボトム	左房の下
appendage	アッペ	心耳
CS（coronary sinus）	シーエス	冠状静脈洞
CSos（coronary sinus ostium）	シーエスオス	冠状静脈洞開口部
CTI（cavo tricuspid isthmus）	シーティーアイ	三尖弁輪-下大静脈間解剖学的峡部

2 不整脈の名前

用語	略称・通称・呼称	意味
AF（atrial fibrillation）	エーエフ	心房細動
AFL（atrial flutter）	フラッター	心房粗動
CommonAFL	コモン	通常型心房粗動．三尖弁を反時計方向に旋回するAFL
UncommonAFL	アンコモン	非通常型心房粗動．三尖弁を時計方向に旋回するAFL
AVNRT（atrioventricular nodal reentrant tachycardia）	エヌアールティー	房室結節リエントリー性頻拍
CommonAVNRT	－	slow pathwayを順行性に，fast pathwayを逆行性に介して旋回する頻拍
UncommonAVNRT	－	fast pathwayを順行性に，slow pathwayを逆行性に介して旋回する頻拍（まれにslow pathwayを順行性に，intermediate pathwayやもう1つのslow pathwayを逆行性に介して旋回する頻拍のこともある）
AVRT（atrioventricular reciprocating tachycardia）	－	房室回帰性頻拍
orthodromic AVRT	オーソドロミックAVRT，マニフェスト	房室結節を順行性に，ケント束を逆行性に旋回する頻拍
antidromic AVRT	アンチドロミックAVRT，コンシールド	ケント束を順行性に，房室結節を逆行性に旋回する頻拍
AT（atrial tachycardia）	エーティー	心房頻拍
incisional AT	インシージョンAT	瘢痕性心房頻拍
WPW症候群	－	副伝経路としてケント束をもつAVRT
PSVT（paroxysmal supraventricular tachycardia）	ピーエスブイティー	発作性上室頻拍
VPC（ventricular premature contraction）	ブイピーシー	心室期外収縮
APC（atrial premature contraction）	エーピーシー	心房期外収縮

3 不整脈の治療でよく使う言葉

用語	略称・通称・呼称	意味
LAO	−	左前斜位
RAO	−	右前斜位
PVI（pulmonary vein isolation）	ピーブイアイ	肺静脈隔離術
brockenbrough	ブロッケンブロー法	心房中隔穿刺．右心房から心房中隔へ針を刺し，左心房へ通じさせる方法
dissociation	ディソシエーション	肺静脈電位と左房電位が解離している状態
EPS（electrophysiologic study）	イーピース	電気生理学的検査
ERP（effective refractory period）	イーアールピー	有効不応期
sequence	シーケンス	電位の興奮順序
CL（cycle length）	サイクルレングス	刺激周期
SNRT（sinus node recovery time）	エスエヌアールティー	洞結節回復時間．最終刺激から刺激終了後の洞調律の1拍目までの間隔
AH時間	エーエイチ	ヒス領域の心房興奮からヒス束電位までの伝導時間（正常：60〜125 msec）
HV時間	エッチブイ	ヒス束から体表心電図のQRSの開始までの時間（正常：45〜55 msec）
slow pathway	スローパスウェイ，スロー	遅い伝導路．緩徐伝導路，遅伝導路
fast pathway	ファストパスウェイ，ファスト	早い伝導路．速伝導路
減衰伝導（decremental conduction）	デクレメンタル	周期を短くすると心房と心室の興奮が1:1であるもののAH時間が延長すること
Jump up現象	ジャンプ	連結期を10 mesc短くしたときに，AH時間が50 msec以上の伝導遅延が起きること
one echo	ワン・エコー	Jump up現象後に心房波が生じ，伝導が一巡すること
Vスキャン（PVC scan）	−	頻拍中に行うEPSの1つ．頻拍周期より若干早い周期で，心室から同期をかけて期外収縮を1発入れること

reset現象	リセット	ヒス束の不応期に与えられた心室期外刺激が頻拍周期を変化させること
フラグメント電位（fragmented potential）	フラグ	電位幅が広い，断片化した電位
Para-Hisペーシング	パラヒス	ヒス束近傍より高出力と低出力でペーシングを行い，各出力における室房伝導時間を計測して中隔ケントの存在を確認する方法
accelerated junctional rhythm	ジャンクション	促進接合部調律．slow pathwayを焼灼している際にジャンクションが起こると離断の成功の指標となる
coumel現象	クーメル現象	頻拍中に脚ブロックが生じ，頻拍周期が延長する現象．左脚ブロックの場合は左側ケント，右脚ブロックの場合は右側ケントの証明となる
entrainment	エントレインメント	リエントリー性頻拍の興奮の間に刺激を行うことで，頻拍の周期がペーシングの周期に乗っ取られて，rateが変化すること
PPI（post pacing interval）	−	エントレインメントペーシングの最後のペーシングから，次の電位が確認されるまでの時間
extra pacing	エキストラペーシング	プログラム刺激の1つ．一定の周期で刺激した後，その周期より短い連結期で期外刺激を入れる方法
over drive pacing（burst pacing）	オーバードライブペーシング	プログラム刺激の1つ．連続刺激を行うときに，自己の脈拍よりrateをあげて連続でペーシングする方法
substrate	サブストレート	頻拍の基質となる場所
scar	スカー	線維化組織．瘢痕組織．ペーシングによる反応がない場所や電位がとれない場所
slow conduction	スロコン	緩徐伝導
initiation	イニシエーション	頻拍の開始
termination	ターミネーション	頻拍の停止
Wenckebach型ブロック	ウェンケ	

4 マッピングの名前

用語	略称・通称・呼称	意味
activation map	アクチベーション・マップ	興奮伝播の順序を色で表したマップ
voltage map	ボルテージ・マップ	電位波高を表したマップ
propagation map	プロパゲーション・マップ	興奮伝播の順序を動画で表したマップ
pace map	ペース・マップ	心室期外収縮や心室頻拍の治療で用いられる．ペーシングして得られた波形が，標的不整脈と比べて近似しているかどうかをみるマップ

索　引

数字・ギリシャ文字

12誘導心電図 ……………… 83, 126
24時間ホルター心電図 …… 83
3Dマッピングシステム …… 69
β遮断薬 …………………… 138

欧文

A～E

Ablation Index …………… 72
AF …………………… 30, 53, 82
AFL …………………… 30, 53, 94
AH時間 …………………… 58
AOD ……………………… 118
APS ……………………… 118
AT ………………………… 30
AVNRT ……………… 30, 115, 156
AVRT …………………… 156
A波 ………………………… 58
Brugada症候群 …………… 22
Brugadaのアルゴリズム … 158
Burst pacing ……………… 62
CARTO® …………………… 75
CARTO®3システム ……… 69
CARTOSOUND® ………… 73
CARTOUNIVU™ ………… 72
clockwise AFL …………… 96
CONFIDENSE™ Module
　…………………………… 72
counterclockwise AFL …… 96
CS ………………………… 53
CSos ……………………… 53
decremental property …… 117
differential pacing ………… 100
DOAC …………………… 141
DVT ……………………… 148
electrophysiologic study … 21
EnSite™ Array™ ………… 78
EnSite™ NavX™ ………… 75
EnSiteシステム …………… 75
EPS ……………………… 21
Extra pacing ……………… 62

F～R

fast pathway ……………… 38
Force × Time：index …… 71
FTI ………………………… 71
HIS ………………………… 53
HRA ……………………… 53
HV時間 …………………… 58
incisional AFL …………… 96
isthmus …………………… 38
Jackman電位 …………… 121
Jump-up現象 …………… 118
junction march ………… 121
Koch's triangle …………… 38
long RP' tachycardia …… 154
lower loop reentrant AFL
　…………………………… 96
maximum deflection index
　………………………… 167
MDI ………………… 166, 167
mitral AFL ………………… 96
narrow QRS頻拍 ………… 154
post pacing interval …… 65
PPI ………………………… 65
pseoud s' ………………… 157
pseudo r' ………………… 157
PSVT ……………………… 53
PVI ………………………… 82
R wave duration index
　………………………… 133, 167
reverse common AFL …… 96
R/S amplitude ratio … 133, 168
RVa ……………………… 53

S～W

SANRT …………………… 156
Sequence ………………… 59
short RP' tachycardia …… 154
slow pathway …………… 38
slow pathway potential … 121
THERMOCOOL SMART-
　TOUCH® カテーテル … 71
Vereckeiのアルゴリズム
　………………………… 159
VISITAG™ ……………… 71
VOD ……………………… 118
VPC ……………… 30, 126, 165
VPS ……………………… 117
VT ………………………… 30
V波 ………………………… 58
wenckebachブロック …… 63
wide QRS頻拍 …………… 158
WPW症候群 ……… 30, 105, 161

和　文

あ 行

アクチベーションマッピング ……… 128
異常自動能 ……… 19
イスムス ……… 94
一過性脳虚血発作 ……… 148
イリゲーションカテーテル ……… 27
植込み型心電計 ……… 22
右室心尖部 ……… 53
右室流出路 ……… 44
右側副伝導路 ……… 110
エコー検査 ……… 139
エントレインメント現象 ……… 63

か 行

仮性動脈瘤 ……… 146
合併症 ……… 144, 150
冠状静脈 ……… 42
冠静脈洞 ……… 53
冠静脈洞開口部 ……… 53
冠動脈 ……… 39
期外刺激法 ……… 62
胸部X線 ……… 83, 142
局所巣状興奮 ……… 19, 59
クライオアブレーション ……… 27
クライオシステム ……… 28
クライオマッピング ……… 28
経胸壁心エコー ……… 142
経食道心エコー ……… 83, 107
血液検査 ……… 83, 139
血管エコー ……… 142
血管損傷 ……… 147

血栓塞栓症 ……… 148
検査 ……… 83
減衰伝導特性 ……… 117
顕性WPW症候群 ……… 105, 111
ケント束 ……… 161
高位右房 ……… 53
高額療養費制度 ……… 31
抗凝固薬 ……… 138, 141
抗血小板薬 ……… 138
高周波アブレーション ……… 25
抗不整脈薬 ……… 138, 141
コッホの三角 ……… 38
固有心筋 ……… 34

さ 行

採血 ……… 142
最早期興奮部位 ……… 58
左室流出路 ……… 44
左側副伝導路 ……… 110
三尖弁–下大静脈峡部 ……… 38
シークエンス／シーケンス ……… 59
刺激伝導系 ……… 35, 56
上室頻脈性不整脈 ……… 17, 30
上室不整脈 ……… 17
食道 ……… 48
徐脈性不整脈 ……… 17, 22
心エコー ……… 83, 126, 142
心室期外刺激法 ……… 117
心室期外収縮 ……… 18, 30, 126
心室性不整脈アブレーション ……… 151
心室波 ……… 58
心室頻回刺激法 ……… 118
心室頻拍 ……… 30, 158
心室頻脈性不整脈 ……… 17

心室不整脈 ……… 17, 53
心臓CT ……… 83
心臓再同期療法 ……… 43
心臓内腔 ……… 34
心タンポナーデ ……… 145
心内心電図 ……… 52
深部静脈血栓症 ……… 148
心房期外刺激法 ……… 118
心房期外収縮 ……… 18
心房細動 ……… 30, 53, 82
心房細動アブレーション ……… 150
心房粗動 ……… 30, 53, 94
心房中隔穿刺法 ……… 87, 111
心房波 ……… 58
心房頻回刺激法 ……… 118
心房頻拍 ……… 30
心膜液貯留 ……… 145
潜在性WPW症候群 ……… 111
穿刺部血腫 ……… 146
速伝導路 ……… 38

た 行

遅伝導路 ……… 38
中隔副伝導路 ……… 110
直接経口抗凝固薬 ……… 141
通常型心房細動 ……… 94
デルタ波 ……… 161
電気生理学的検査 ……… 21
点滴 ……… 139
動静脈瘻 ……… 146
洞性頻脈 ……… 156
糖尿病薬 ……… 139
洞房結節 ……… 36
洞房結節リエントリー性頻拍 ……… 156

動脈解離 147
特殊心筋 34
特発性VPC 126
特発性心室期外収縮 165
トリガードアクティビティ
.... 19

な行

内服薬 82, 138
脳塞栓 148

は行

肺静脈隔離術 48, 82
肺塞栓 148
ヒス束 53
非通常型心房粗動 94

頻回刺激法 62
頻脈性不整脈 17, 22
フォーカル 59
復元周期 65
不整脈 16
ブロッケンブロー法 87
併存疾患 82
ペーシング 61
ペースマッピング 129
弁下アプローチ 110
弁上アプローチ 110
房室回帰性頻拍 156
房室結節リエントリー性頻拍
.... 30, 115, 156
房室ブロック 30, 149
発作性上室性頻拍アブレーション
.... 151
発作性上室頻拍 53

ポップ現象 26
ホルター心電図 127, 142

ま・め

マクロリエントリー性心房頻拍
.... 94
マッピング 69
メトホルミン製剤 139

や・り・れ

薬剤 84
リエントリー 19, 59
連結期 63

執筆者一覧

◆ 編 集

池田　隆徳　東邦大学大学院医学研究科循環器内科学

藤野　紀之　東邦大学大学院医学研究科循環器内科学

◆ 執 筆 (執筆順)

池田　隆徳　東邦大学大学院医学研究科循環器内科学

秋津　克哉　東邦大学医学部内科学講座循環器内科学分野

木下　利雄　東邦大学医学部内科学講座循環器内科学分野

舟橋　美保　東邦大学医療センター大森病院看護部

田中　雅博　東邦大学医療センター大森病院臨床工学部

小林建三郎　東京ちどり病院循環器内科

湯澤ひとみ　東邦大学医学部内科学講座循環器内科学分野

阿部　敦子　東邦大学医学部内科学講座循環器内科学分野

藤野　紀之　東邦大学大学院医学研究科循環器内科学

小池　秀樹　東邦大学医学部内科学講座循環器内科学分野

篠原　正哉　東邦大学医学部内科学講座循環器内科学分野

峯川　幹夫　東邦大学医療センター大森病院臨床工学部

清水亜矢子　東邦大学医療センター大森病院看護部

河野　幸美　東邦大学医療センター大森病院看護部

伊藤　尚美　株式会社メディプラス タツミ訪問看護ステーション長津田

八尾進太郎　東邦大学医学部内科学講座循環器内科学分野

おわりに

　近年，不整脈を専門とする医師が増えているのを実感しますが，医療従事者（メディカルスタッフ）のなかでも興味をもっている方々が多くいる印象をもちます．わかりやすく書かれた不整脈に関する書籍が店頭に並ぶようになりましたが，多くの方々はこの分野の最初のとっつきにくさを感じたことでしょう．自分も不整脈を専門にすると決意し電気生理やアブレーションをはじめた頃のことを思い出すと，難しさと理解のしにくさを日々痛感しておりました．その出だしの部分を補う本はいまだに少なく，本書はその位置をめざし，初心者の目線で分かりやすさを追求して作成しました．

　難しい本を読まなくても，コモン疾患の心房細動（AF）がアブレーションで根治できる時代になったこと，治療成功率を向上させたイリゲーションカテーテルや多種類の電極カテーテルの出現，そして，電位の情報を視覚化できカテーテルの位置を即座に知ることができる3次元マッピングシステムの登場により，この分野に入りやすくなったことは間違いありません．よって，アブレーションの詳細な内容を本で学ばなくても，アブレーションはできる若い先生方もいるでしょう．そういう方にもこの本は役立つと思います．もちろん，アブレーションを何も知らない若手医師もしくは医療従事者が，最初に見てほしい内容に限局しました．本書を活用すること

で電気生理学検査（EPS）やカテーテルアブレーションに対する苦手意識を克服できたでしょうか？

　この本を理解できたら，次のステップに進んでください．そして，最終的にはアブレーションに関するエキスパートになってくれると確信しています．

2019年2月

東邦大学大学院医学研究科循環器内科学

藤野紀之

医学とバイオサイエンスの 羊土社

羊土社 臨床医学系書籍ページ　www.yodosha.co.jp/medical/

- 羊土社では，診療技術向上に役立つ様々なマニュアル書から臨床現場ですぐに役立つ書籍，また基礎医学の書籍まで，幅広い医学書を出版しています．
- 羊土社のWEBサイト"羊土社 臨床医学系書籍ページ"は，診療科別分類のほか目的別分類を設けるなど書籍が探しやすいよう工夫しております．また，書籍の内容見本・目次などもご覧いただけます．ぜひご活用ください．

▼ メールマガジン「羊土社メディカルON-LINE」にご登録ください ▼

- メディカルON-LINE（MOL）では，羊土社の新刊情報をはじめ，お得なキャンペーン，学会・フェア情報など皆様に役立つ情報をいち早くお届けしています．
- 登録・配信は無料です．登録は，上記の"羊土社 臨床医学系書籍ページ"からお願いいたします．

やさしくわかるカテーテルアブレーション

治療のキホンと流れを理解して、アブレーションへの「苦手」をなくす！

2019年4月10日　第1刷発行	編　集	池田隆徳，藤野紀之
2023年4月10日　第3刷発行	発行人	一戸裕子
	発行所	株式会社 羊　土　社
		〒101-0052
		東京都千代田区神田小川町2-5-1
		TEL　03（5282）1211
		FAX　03（5282）1212
		E-mail　eigyo@yodosha.co.jp
ⓒ YODOSHA CO., LTD. 2019		URL　www.yodosha.co.jp/
Printed in Japan	装　幀	渡邉雄哉（LIKE A DESIGN）
ISBN978-4-7581-0759-4	印刷所	株式会社加藤文明社印刷所

本書に掲載する著作物の複製権，上映権，譲渡権，公衆送信権（送信可能化権を含む）は（株）羊土社が保有します．
本書を無断で複製する行為（コピー，スキャン，デジタルデータ化など）は，著作権法上での限られた例外（「私的使用のための複製」など）を除き禁じられています．研究活動，診療を含む業務上使用する目的で上記の行為を行うことは大学，病院，企業などにおける内部的な利用であっても，私的使用には該当せず，違法です．また私的使用のためであっても，代行業者等の第三者に依頼して上記の行為を行うことは違法となります．

JCOPY ＜（社）出版者著作権管理機構　委託出版物＞
本書の無断複写は著作権法上での例外を除き禁じられています．複写される場合は，そのつど事前に，（社）出版者著作権管理機構（TEL 03-5244-5088，FAX 03-5244-5089，e-mail：info@jcopy.or.jp）の許諾を得てください．

乱丁，落丁，印刷の不具合はお取り替えいたします．小社までご連絡ください．

羊土社のオススメ書籍

Dr.岩倉の 心エコー塾
治療に直結する考えかたと見かた

岩倉克臣／著

心エコーをしっかり解釈し，治療に活かしきるための考え方とテクニックをDr.岩倉が伝授！胸痛疾患の確実な鑑別のための読みこなし方，心不全の病態把握に欠かせない計測や評価のポイントなどがやさしくわかる．

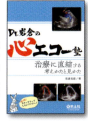

■ 定価4,950円（本体4,500円＋税10％）　■ A5判
■ 416頁　■ ISBN 978-4-7581-0760-0

そうだったのか！絶対わかる 心エコー
見てイメージできる判読・計測・評価のコツ

岩倉克臣／著

心エコー上達の第一歩にオススメ！判読の基本から計測の進め方，疾患ごとの評価まで，必ず押さえたい知識をカラー写真と図を駆使して明快に解説！ややこしい計算や評価法もすんなり理解できる．webで動画も公開！

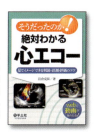

■ 定価4,400円（本体4,000円＋税10％）　■ A5判
■ 171頁　■ ISBN 978-4-7581-0748-5

そうだったのか！絶対読める 心電図
目でみてわかる緊急度と判読のポイント

池田隆徳／著

波形アレルギーを克服したいアナタへ！心電図の達人が波形判読のコツを明快に伝授！さらに，治療の必要性を示す緊急度，コンサルトのタイミング，疾患の発生頻度など臨床で役立つアドバイスも満載．

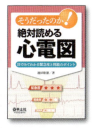

■ 定価3,520円（本体3,200円＋税10％）　■ A5判
■ 125頁　■ ISBN 978-4-7581-0740-2

そうだったのか！絶対読める CAG
シェーマでわかる冠動脈造影の読み方

中川義久，林　秀隆／著

冠動脈疾患の診療は正しい読影から！造影写真とシェーマや3DCTとの組合せで，血管の走行や病変部位を立体的にイメージできる読影力が身につきます．冠動脈造影の読み方に悩む初学者にオススメ！

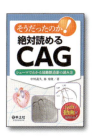

■ 定価4,950円（本体4,500円＋税10％）　■ A5判
■ 157頁　■ ISBN 978-4-7581-0756-3

発行　羊土社 YODOSHA

〒101-0052　東京都千代田区神田小川町2-5-1　TEL 03(5282)1211　FAX 03(5282)1212
E-mail：eigyo@yodosha.co.jp
URL：www.yodosha.co.jp/

ご注文は最寄りの書店，または小社営業部まで

羊土社のオススメ書籍

これが伏見流！
心房細動の診かた、全力でわかりやすく教えます。

赤尾昌治／編

心房細動の「どの薬を使うべきか？」「既往症・合併症への対処法は？」「周術期管理は？」などよくある悩みにお答えします！実臨床での治療を全力で解説したこれまでにない実践書！すべての臨床医におすすめ！

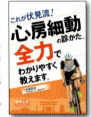

- 定価3,960円（本体3,600円＋税10%）　■ A5判
- 255頁　■ ISBN 978-4-7581-0757-0

格段にうまくいく
カテーテルアブレーションの基本とコツ 改訂版
エキスパートが教える安全・確実な手技と合併症対策

髙橋淳／編

web動画や新たな機器の適切な使用法を追加し、現在施行されているアブレーション法をすべて網羅して解説した改訂版！安全・迅速な手技の習得に役立つエキスパートのコツが満載で、入門から実践まで活用できる1冊

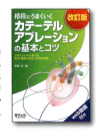

- 定価8,910円（本体8,100円＋税10%）　■ B5判
- 407頁　■ ISBN 978-4-7581-0763-1

主訴から攻める
心電図
異常波形を予測し、緊急症例の診断に迫る！

渡瀬剛人／編
EM Alliance教育班／著

どのような主訴・症状の患者さんに心電図をとるべきか？どのような所見を予想して心電図を読むのか？患者さんを前にした医師に必要な思考プロセスを解説。豊富な症例で、多様なパターンの心電図を読む力が身につく！

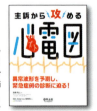

- 定価4,180円（本体3,800円＋税10%）　■ A4変型判
- 198頁　■ ISBN 978-4-7581-0755-6

確実に身につく
PCIの基本とコツ 第3版
カラー写真と動画でわかるデバイスの選択・基本手技と施行困難例へのテクニック

南都伸介，中村茂／編

PCIの入門・実践マニュアルの定番書を全面的にブラッシュアップ！最新のデバイスや手技に対応、紙面のオールカラー化、Web動画の追加、といった大幅改訂でよりわかりやすく！初心者も経験者も必携の一冊です．

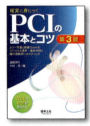

- 定価9,680円（本体8,800円＋税10%）　■ B5判
- 366頁　■ ISBN 978-4-7581-0758-7

発行　羊土社 YODOSHA　〒101-0052　東京都千代田区神田小川町2-5-1　TEL 03(5282)1211　FAX 03(5282)1212
E-mail：eigyo@yodosha.co.jp
URL：www.yodosha.co.jp/

ご注文は最寄りの書店、または小社営業部まで

羊土社のオススメ書籍

あの研修医はすごい！と思わせる
症例プレゼン
ニーズに合わせた「伝わる」プレゼンテーション

松尾貴公，水野 篤／著

勝負はプレゼンの前に決まっている!? 臨床でまず身につけるべきプレゼンの秘訣を伝授．聞き手・状況に応じた内容や順番，さらに専門科別のコンサル等，アウトプットまでの過程からわかるので本物のプレゼン力がつく

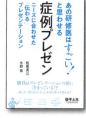

■ 定価3,520円（本体3,200円＋税10%） ■ A5判
■ 207頁　■ ISBN 978-4-7581-1850-7

レジデントノート増刊 Vol.21 No.2
心電図診断ドリル
波形のここに注目！

森田 宏／編

本書では，心電図判読の基本を凝縮して解説．さらに外来・病棟，救急の場面を想定した45の症例問題を繰り返し読み込むことで，確かな心電図診断力が身につきます！心電図をしっかり読めるようになるための必読書！

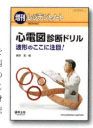

■ 定価5,170円（本体4,700円＋税10%） ■ B5判
■ 271頁　■ ISBN 978-4-7581-1624-4

抗菌薬ドリル
感染症診療に強くなる問題集

羽田野義郎／編

感染症の診断や抗菌薬の選び方・やめ方，アレルギー，感染対策など，感染症診療の基盤になる考え方が問題を解きながら楽しく身につく！ やる気をなくすほど難しくはなく，笑い飛ばせるほど簡単じゃない，珠玉の73問に挑戦しよう！

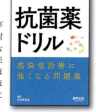

■ 定価3,960円（本体3,600円＋税10%） ■ B5判
■ 182頁　■ ISBN 978-4-7581-1844-6

THE「手あて」の医療
身体診察・医療面接の
ギモンに答えます

平島 修／編

"現場に出てはじめて気づく"身体診察・医療面接の疑問に，診察大好き医師たちが解答．教科書どおりにいかない「あのとき」をこの1冊で乗り越えて，患者に寄り添う「手あて」の医療をはじめよう！

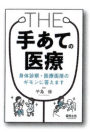

■ 定価4,180円（本体3,800円＋税10%） ■ B5判
■ 234頁　■ ISBN 978-4-7581-1847-7

発行　羊土社 YODOSHA
〒101-0052　東京都千代田区神田小川町2-5-1　TEL 03(5282)1211　FAX 03(5282)1212
E-mail：eigyo@yodosha.co.jp
URL：www.yodosha.co.jp/

ご注文は最寄りの書店、または小社営業部まで

プライマリケアと救急を中心とした総合誌

レジデントノート

医療現場での実践に役立つ研修医のための必読誌!

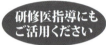

レジデントノート は，
研修医・指導医にもっとも
読まれている研修医のための雑誌です

研修医指導にもご活用ください

B5判　毎月1日発行　定価2,530円（本体2,300円＋税10%）

特徴
① 医師となって最初に必要となる"基本"や"困ること"をとりあげ，ていねいに解説！
② 画像診断，手技，薬の使い方など，すぐに使える内容！日常の疑問を解決できます
③ 先輩の経験や進路選択に役立つ情報も読める！

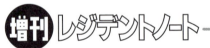

増刊 レジデントノート

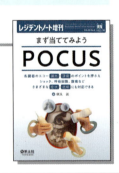

B5判　年6冊発行　定価5,170円（本体4,700円＋税10%）

月刊レジデントノートの
わかりやすさで，1つのテーマを
より広く，より深く解説！

年間定期購読料（国内送料サービス）
● 通常号〔月刊12冊〕　　　　　　　　　定価 30,360円（本体27,600円＋税10%）
● 通常号＋増刊号〔月刊12冊＋増刊6冊〕　定価 61,380円（本体55,800円＋税10%）

★ 上記の価格で定期購読をお申し込みの方は通常号をブラウザで閲覧できる「WEB版サービス」を無料でご利用いただけます．
　（「WEB版サービス」のご利用は，原則として羊土社会員の個人の方に限ります）
URL：www.yodosha.co.jp/rnote/

発行 羊土社 YODOSHA
〒101-0052　東京都千代田区神田小川町2-5-1　TEL 03(5282)1211　FAX 03(5282)1212
E-mail：eigyo@yodosha.co.jp
URL：www.yodosha.co.jp/

ご注文は最寄りの書店，または小社営業部まで